RECHERCHES

SUR DIVERS PROBLÈMES DE

PHYSIOLOGIE ANIMALE

(Communications préalables)

Docteur P. PICARD

Chargé du Cours de physiologie à la Faculté de médecine de Lyon
Membre de la Société de Biologie de Paris

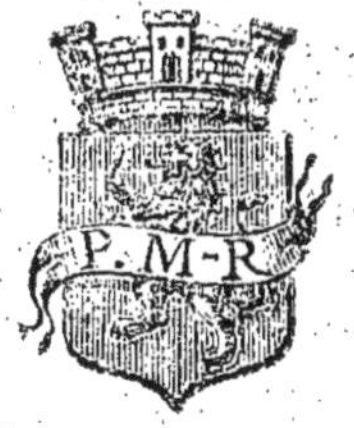

LYON
IMPRIMERIE MOUGIN-RUSAND
3, Rue Stella, 3

1878

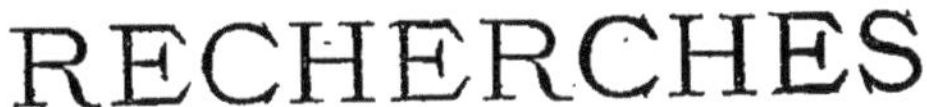

RECHERCHES

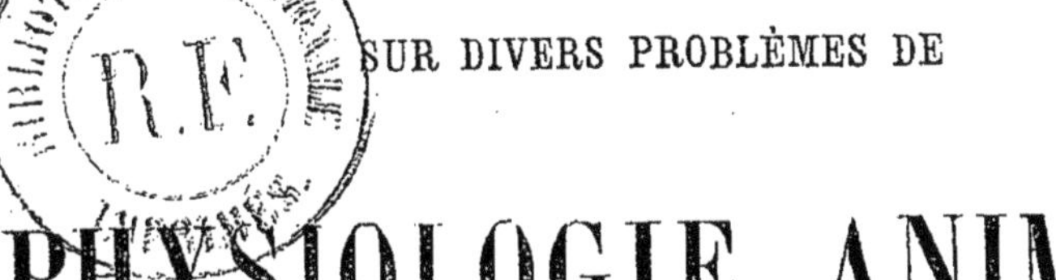

SUR DIVERS PROBLÈMES DE

PHYSIOLOGIE ANIMALE

(Communications préalables)

Docteur P. PICARD

Chargé du Cours de physiologie à la Faculté de médecine de Lyon
Membre de la Société de Biologie de Paris

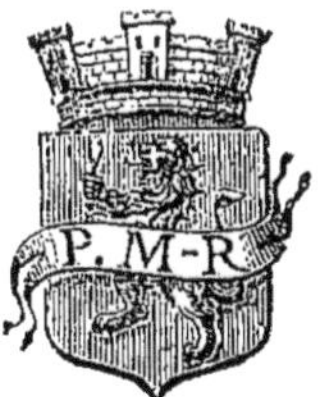

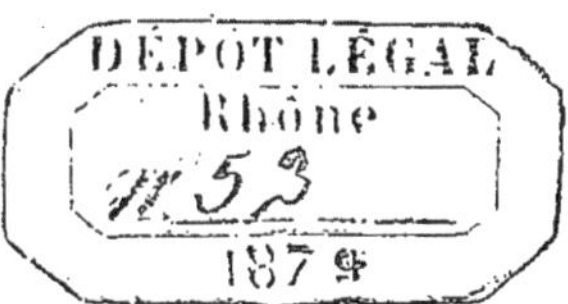

LYON
IMPRIMERIE MOUGIN-RUSAND
3, Rue Stella, 3

1878

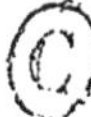

Une science est constituée par un assemblage de faits, et le progrès résulte pour elle de l'observation de faits *nouveaux* (la création de méthodes de recherche ne sert son développement que parce qu'elle est le moyen « par excellence » qui conduit à la découverte).

Je suis toujours resté pénétré de ces idées depuis que j'ai commencé à me livrer à l'étude de la physiologie. Je cherche à posséder cette science, et, pour cela, je m'efforce de voir par moi-même tous les faits acquis : avoir fait les expériences constitue une instruction réelle et non pas avoir lu qui vous en donne l'apparence seulement, qu'il s'agisse de chimie, d'histologie ou une science expérimentale quelconque.

Je cherche, en outre, à la faire progresser en faisant des observations personnelles.

Je publie les résultats de mes études succintement, car je ne vois nul avantage à ce qu'ils soient dilués et entourés d'un luxe d'accessoires qui n'ajouterait rien d'essentiel pour les personnes réellement compétentes, on est beaucoup trop prolixe, à mon sens, dans les publications contemporaines et nous paraissons en médecine priser beaucoup trop les qualités qui font le mérite des rhéteurs.

Plus tard, quand je traiterai la science, je procéderai différemment, et j'aurai, parlant d'une question, non seulement à indiquer les faits que j'ai pu établir, mais encore ceux qui étaient bien acquis quand j'ai débuté, comme aussi je préciserai les points qui restent encore à élucider.

Je dis ceci pour bien marquer que je vois deux manières de cultiver une science quelconque, ou bien on cherche à la faire progresser ce qui ne peut résulter que de l'observation de faits nouveaux.

Ou bien on cherche à la faire connaître et on doit tout noter: son passé, son présent et considérer son avenir.

Je suis actuellement dans la première voie et y resterai tant que mes forces me permettront de fournir à la somme de fatigue que nécessite l'action en physiologie.

Je la servirai ensuite par la seconde voie, toujours ardemment inspiré pas le culte unique de cette bonne, de cette grande déesse, comme a dit Schiller.

Je sais, par expérience, qu'il n'y a pas grand profit personnel à retirer de ma méthode; mais je fais de la science pour satisfaire mon goût de savoir et non pour servir ma vanité ou mes intérêts. C'est par d'autres moyens qu'on fait ses affaires rapidement dans ce petit groupe d'hommes qu'on caractérise du nom de monde scientifique.

Cl. Bernard me l'a appris clairement, comme aussi il m'a fait savoir les déboires auxquels on doit s'attendre de la part de ses compatriotes quand il me disait : Lorqu'on fait quelque chose, ils disent d'abord que cela n'est pas vrai, puis, quand il devient impossible de nier, ils assurent que cela était connu. Quoi qu'il en soit, je ne dévierai pas de la route que je suis et ne saurai en aucun cas cesser de poursuivre le but que j'ai en vue.

Note sur la Glycogénie chez les Animaux marins.

(Société de Biologie, 1874)

Si je publie ici cette note que je fis paraître dans les comptes-rendus de la Société de biologie, en 1874, c'est pour ce motif qu'elle donne des résultats analytiques absolument comparables à ceux qui sont publiés dans le livre de Cl. Bernard, mon maître.

Les dosages de glycogène ont été pratiqués en effet, suivant la même méthode et avec la même liqueur de Fehling, que j'avais préparée au Collége de France et avec laquelle j'avais fait les analyses qui servent d'assises au livre du Diabète.

Les personnes qui sont habituées à ce genre de recherche, sentiront que ce fait suffit à démontrer que mes chiffres ne font pas double emploi avec ceux qui ont été publiés par d'autres observateurs (Poiseuille et Lefort etc.) et qui visent le même point.

A propos du mode d'analyse quantitative, je crois devoir ajouter que pour la transformation de la matière glycogène, on a maintenu l'ébullition pendant vingt minutes, temps toujours le même dans chaque expérience.

Je crois devoir indiquer également comment ont été faites les analyses du sucre à l'aide de la liqueur titrée $10^{cc} = 0{,}05$ centigrammes, ceci en raison d'une légère modification dans le manuel opératoire qui donne une grande précision à la méthode.

Le liquide étant prêt pour l'analyse et placé dans une pipette de Mohr, on mesurait 1/2 cent. c., 1^{cc} ou 2^{cc} de la liqueur bleue, et on introduisait dans un petit ballon, on ajoutait 15, — 20, — 30 cent. c. d'eau distillée et un excès de potasse (non carbonatée). C'était sur cette liqueur bleue, ainsi additionnée d'eau et de potasse, que l'on faisait agir la solution sucrée de richesse inconnue.

En opérant de la sorte l'analyse se faisait avec une grande précision, car l'oxydule restait dissout à la faveur de l'excès de potasse et on assistait à la disparition du bleu se faisant au sein d'un liquide parfaitement transparent. Cette amélioration du procédé a été du reste indiquée dans le livre sur le Diabète, car elle date de l'époque où je faisais les analyses qui y sont publiées.

(Observations sur la Glycogénie chez un certain nombre d'Animaux marins)

(C. rendus, Société de Biologie, 1874)

Je considère dans cette note en premier lieu la matière glycogène ; je donne en particulier un certain nombre d'analyses de cette substance. Ces analyses donnent la quantité normale de matière glycogène contenue dans le foie des poissons. J'y joins quelques dosages chez les grands crustacés et les mollusques.

Je considère ensuite la fermentation glycosique; j'ai cherché si son existence est constante chez les poissons et j'ai cherché à me rendre compte de son activité.

Je n'ai rien à dire de spécial sur les procédés que j'ai employés qui sont classiques. Pour rechercher qualitativement la matière glycogène, je l'ai extraite en nature, lavée à l'alcool et transformée en sucre.

Pour les dosages, je l'ai transformée en sucre également, et appréciée à cet état avec la liqueur titrée de Fehling ($10^{cc} = 0.05c$)

Je donne les chiffres de glucose tels que me les a donnés l'analyse ; il sera facile à chacun de remonter au poids de glycogène à l'aide des formules chimiques.

Pour la recherche qualitative du sucre, j'ai employé les réactifs usuels de cette subtance: (potasse caustique, liqueur de Fehling, etc.). Quand il pouvait y avoir doute sur la cause des réactions obtenues, j'ai préparé le Sacharrate de potasse, ce qui équivaut à l'extraction du glucose en nature.

Matière glycogène chez les poissons.

Les dosages que je donne ici ont été faits dans les conditions suivantes : . . . .

L'animal était sacrifié et le foie traité immédiatement (à deux ou trois exceptions près que je noterai et je dois dire que les deux ou trois heures qui ont séparé la mort du moment du dosage ne peuvent avoir modifié notablement le chiffre véritable, car la destruction de cette substance se fait lentement chez le poisson)

Les poissons avaient vécu avant l'opération, dans un milieu où l'eau se renouvelait suffisament; chez les poissons qui vivent dans un milieu asphyxique la quantité de glycogène contenue dans le foie est très-inférieure à celle que je donne ici. J'ai un certain nombre de dosages faits dans ces conditions ; je les supprime.

Enfin, les animaux étaient nourris habituellement et beaucoup ont été sacrifiés pendant la digestion ; si un jeune de courte durée modifie peu chez le poisson la proportion de matière glycogène, il n'en est évidemment pas de même quand l'alimentation est ordinairemeut insuffisante. . . . .

ANALYSES :

1° POISSONS OSSEUX.

Nom du poisson.	Quantité de glucose pour 1,000 de foie.	
Dorade (à jeûn)	60	grammes.
(G. Muyil) vieille, (en digestion).	64	»
Anguille (à jeûn)	30	»
Loche (à jeûn)	39	»
Yanique (Callionyme) (à jeun).	51	»
Hyppocampe (à jeûn).	23	»
Sole (en digestion).	40	»
Turbot (en digestion)	11	»

2° POISSONS CARTILAGINEUX.

Grand Requin (à jeûn) condition antérieure inconnue, analyse 2 à 3 h. après la mort .	16	grammes.
Chien de mer (quelques instants après la naissance)	14	»
Chien de mer (à jeûn)	3	»
Raie (en digestion)	4	»
» »	5	»
Torpille »	13	»

Matière glycogène chez les Crustacés.

Ces analyses ont été faites pendant l'été, à l'époque de la mue ; on a toujours trouvé de la matière glycogène chez ces animaux.

ANALYSES :

Nom de l'animal.	Quantité de glucose pour 1,000 de foie.	
Homard (qui avait effectué sa mue la veille).	4 à 5	grammes.
Homard	4	»
Gros Crabe	3	»

Matière glycogène chez les Mollusques.

J'ai constaté l'existence de la matière glycogène dans le foie de tous les animaux de cette classe qne j'ai examinés. Je donne ici la moyenne seulement des dosages que j'ai faits chez les grands mollusques. Les chiffres que j'ai obtenus ne peuvent être individuellement considérés comme exacts, parce que je n'ai jamais pu éviter dans le liquide la présence de ces substances inconnues qui existent dans certaines liqueurs organiques et qui troublent la réaction du glucose en présence des solutions de cuivre.

Calmar }
Sèche } moyenne 2,0

En comparant les moyennes de ces diverses analyses, on voit une différence très-nette entre les poissons osseux et les poissons cartilagineux, ces derniers se rapprochant des animaux qui leur sont inférieurs, toutefois je crois devoir dire que c'est-là une simple apparence; les poissons cartilagineux dont j'ai parlé avaient le foie gras et volumineux. Quand j'ai pu prendre le poids de l'animal, je lui ai rapporté la quantilé de matière trouvée dans le foie entier, j'ai fait de même pour les poissons osseux et j'ai constaté de la sorte qu'il y a dans le foie des uns et des autres, et pour chaque gramme d'animal des quantités de substances assez voisines.

EXEMPLE :

	Quantité de glucose de la totalité du foie.
Sole (poids 136 gr.)	0 026
Le rapport $\frac{0\ 026}{136}$ } 0,00019	
Raie (poids 185 gr.	0 024
Le rapport $\frac{0.024}{185}$ } 0,00013	

En fin de compte, la grosse différence est dans les poids des foies et on doit considérer qu'il y a seulement dissémination de la matière glycogène dans le foie volumineux des poissons cartilagineux.

Matière glycogène dans les dernières classes du règne animal.

J'ai constaté sa présence chez les Echinodermes. Je signale que cette matière m'a paru concentrée chez l'Holoturie dans son « organe respiratoire. »

Je l'ai constaté également chez les Polypes et les Spongiaires.

Fermentation glycosique chez les poissons.

Bien que la présence du sucre soit admise en général dans le foie des poissons, elle a cependant été niée, et récemment encore pour quelques-uns (Anguille, Raie). Je dois dire que pour mon compte j'ai toujours eu les réactions du glucose avec les décoctions des foies de poissons traités convenablement par le charbon animal.

J'ai fait cet examen nombre de fois chez la raie et cela avec succès. Une seule fois, j'ai échoué chez une raie trouvée morte le matin ; mais le foie de ce poisson ne contenait plus de glycogène, et ce cas doit rentrer dans ceux analogues signalés depuis longtemps chez les mammifères par Cl. Bernard. Je le cite seulement pour signaler l'impossibilité où on est d'examiner convenablement cette question chez des poissons qu'on n'a pas observés vivants.

C'est ici le lieu de montrer que les analyses comparés du tissu du foie et du sang donnent les mêmes résultats comparatifs que l'on obtiendrait chez un mammifère, ces chiffres montrent nettement la fonction glycogénique du foie.

Sang du foie du requin :

Quantité de glucose dans 1,000	2 gr.
Sang veineux général	0 67

J'ai également cherché à me rendre compte de l'activité de la fermentation glycosique. Pour arriver à cette connaissance, j'ai dosé le sucre au moment de la mort et une demi-heure après. En procédant ainsi chez un chien, on trouve les chiffres suivants cités pour exemple et pour mettre sous les yeux du lecteur un terme de comparaison:

1,000 gr. de foie de chien, à la mort, contenaient	2,6
— — 20 minutes après	. 5

J'ai presque toujours échoué dans le dosage premier chez les poissons. Bien que je me fusse placé dans des conditions telles que l'analyse devait permettre de doser 0,5 de sucre pour 1,000 de foie, je n'arrivais pas à la décoloration complète.

Dans les dosages faits une demi-heure après la mort de l'animal, j'ai eu les quantités suivantes :

Nom de l'animal .	
Torpille.	0,7 environ.
Gobie	0,8

Ces résultats suffisent à montrer que la formation du glucose se fait lentement chez les poissons. Ce fait paraît en relation évidente avec la faible quantité de sang qui, chez-eux, traverse le foie dans un temps donné. Si la fermentation avait la même activité que chez les mamifères, le sang trouvant sans cesse un excès de glucose se surchargerait de cette substance ; ce serait un sang diabétique.

Chez les animaux inférieurs, Crustacés, Mollusques, etc , je n'ai jamais pu constater la présence du glucose, soit qu'il n'existât réellement pas chez-eux, soit que la proportion en fût trop faible, pour être manifestée.

En résumé on a donné :

1° Des dosages de matière glycogène chez les poissons et les crustacés

2° On a constaté l'existence de cette substance chez les animaux inférieurs.

3° On a toujours trouvé du glucose dans le foie des poissons au moment de la mort.

La fermentation glucosique est peu active chez ces êtres.

4° On n'a pas pu reconnaître la présence du glucose chez les animaux des classes inférieures.

Du Fer dans l'organisme.

P. Picard

(C. R. Académie des sciences, 1874)

Les substances que l'on trouve dans le sang n'y existent pas dans une quantité fixe : cette quantité, au contraire, est essentiellement variable. Ce sont ces variations qu'il importe de connaître et dont le physiologiste doit rechercher la loi. C'est avec cette pensée que j'ai commencé sur le fer des recherches dont je donne aujourd'hui les premiers résultats :

1° En premier lieu, j'ai cherché dans quelles limites peut varier le fer du sang. Les dosages que j'ai faits dans ce but ont été exécutés avec le sang de chien. Les animaux étaient, au moment du dosage, les uns dans des conditions indéterminées, antérieures à l'observation ; chez les autres, on a créé expérimentalement des conditions en vue d'exagérer les phénomènes.

Tous les animaux ont été tenus à jeûn le jour où on a fait la prise de sang.

L'analyse a toujours été faite avec le sang défibriné, on note ce fait parce qu'il en résulte une augmentation de la moyenne des chiffres que l'on donne — ce qui est peu important d'ailleurs.

Les analyses ont été faites avec les cendres du sang incinérées selon les indications de M. Hoppe Seyler et pratiquées suivant le procédé de Marguerite — l'acide sulfurique était employé comme dissolvant.

Animal.	Quantité de fer pour 100cc de sang.
Jeune chien très-gras.	0,092
Chien adulte.	0,065
—	0,056
Chien affaibli par des hémorrhagies . .	0,041

Ces analyses donnent les deux extrêmes : je pourrais y joindre un grand nombre d'autres chiffres intermédiaires ; mais ce n'est pas le lieu, et ces chiffres suffisent à l'intelligence du fait que je formule ici : la quantité defer contenue dans le sang du chien peut varier de 1 à 2 et même davantage.

2° Quelle est la signification de ces variations du fer du sang ? Telle est la deuxième question que j'ai étudiée. Guidé par des faits antérieurement connus et que je n'ai pas à rappeler ici, j'ai songé à comparer dans deux échantillons d'un même sang, d'une part, la quantité de fer pour 100 centimètres cubes de sang, de l'autre, la quantité d'oxygène que 100 centimètres cubes saturés de ce gaz dégagent dans le vide, ou ce que j'appellerai la mesure de la capacité respiratoire du sang. Je donne ici quelques-uns des chiffres que j'ai obtenu en opérant de la sorte sur un chien :

	Quantité de fer pour 100^{cc} de sang	Quantité d'oxygène dégagée de 100^{cc} du même sang saturé		Rapport des poids de fer et d'oxigène.
		En vol.	En poids.	
I.	0,092	27,64	0,0397	$\frac{0,092}{0,039} = 2,31$
II.	0,067 0,860	18,7	0,0268	$\frac{0,067}{0,0269} = 2,5$ $\frac{0,060}{0,0269} = 2,23$ 2,36
III.	0,048	14,8	0,0213	$\frac{0,048}{0,0313} = 2,25$

Je m'en tiens à ces chiffres, qui suffisent à montrer que ces deux quantités varient parallèlement et que leur rapport est sensiblement constant et égal à 2,3. Cela revient à dire que le fer mesure sensiblement la capacité respiratoire du sang ; en étudiant le fer, c'est elle que nous aurons en vue.

Je n'ai pas à m'étendre ici sur des résultats analogues que j'ai obtenus chez d'autres animaux.

3° En troisième lieu, j'ai cherché s'il n'y avait pas un organe qui pût être considéré comme un lieu de réserve du fer, et j'ai fait des dosages dans les organes glandulaires (1), en vue de savoir s'il n'y en aurait pas un qui contînt, à volume égal, une proportion de fer plus élevée que celle existant dans le sang.

Je suis arrivé à ce résultat que la rate seule peut contenir et contient dans les conditions ordinaires une quantité de fer très supérieure à celle du sang.

	Fer pour 1000 de rate.
Chien	0,24
Chien	0,22
Bœuf	0,15
Chat.	0,34

(En revoyant mes notes, je constate un point nécessaire à signaler, c'est qu'aucun de ces chiens n'était jeune.)

Dans le foie, qui après la rate, contient le plus de fer, la proportion n'a pas égalé ou au moins n'a jamais surpassé celle du sang dans les cas que j'ai examinés.

Ce travail a été interrompu par cette raison que cet ordre de recherches exige des conditions pour l'exécution que vu les circonstances, je n'ai plus pu réaliser.

---

(1) On sait par les analyses de M. Boussingault, que les muscles, etc., contiennent moins de fer que le sang.

Sur la Rate.

Malassez et Picard

(C, R. Académie des sciences)

Les recherches sur les modifications qu'éprouve le sang dans son passage à travers la rate n'ont donné jusqu'à présent que des résultats contradictoires. Tandis que Béclard, Lehmann et Gray ont trouvé une proportion plus faible de globules, Funke, au contraire, en a trouvé une plus considérable (1).

Il nous a semblé que ces divergences devaient résulter de ce que les conditions expérimentales n'avaient pas été suffisamment déterminées, de ce que peut-être aussi les méthodes employées n'étaient pas suffisamment rigoureuses.

Procédés d'analyse. — Comme procédés d'analyse, nous avons employé parallèlement :

1° La numération des globules, d'après la méthode imaginée par l'un de nous ;

2° Le dosage du plus grand volume d'oxygène que peut absorber une quantité donnée de sang, suivant la méthode proposée par M. Gréhant.

Nous n'avons pas à nous étendre sur ces procédés, dont la description a été donnée (2).

---

(1) Béclard, *Archives générales de Médecine, 1848.*

Lehmann, *Lehrb. der physiol. Chenvie ;* cité par M. Milne Edwards *(Leçons sur l'Anatomie et la Physiologie comparée,* t. I, p. 335).

Gray. *On the structure and use of the spleen.* (M. Milne Edwards, *loc. cit.*, p. 265.)

Funke, *Canstatt's Jahresb., 1851.*

(2) Nous désignerons sous le nom de *richesse globulaire* le nombre de globules rouges par millimètre cube de sang ; et sous le nom de *capacité respiratoire* la quantité d'oxygène que dégagent dans le vide 100 centimètres cubes de sang sursaturé de ce gaz (voir p. 9).

Expériences. — Avant de comparer le sang qui arrive à la rate à celui qui en revient, il était important de rechercher si le sang veineux est toujours identique à lui-même; s'il ne présente pas, comme celui des autres glandes, de grandes variations globulaires, selon que l'organe est en état de repos ou d'activité. Or on sait, depuis les expériences de M. Cl. Bernard (1), que le sang veineux splénique change d'aspect, suivant que les nerfs qui se rendent à cet organe sont ou excités ou paralysés. Nous avons donc songé tout d'abord à étudier la richesse globulaire et la capacité respiratoire du sang dans ces deux états opposés.

Ces expériences ont déjà été publiées à la Société de Biologie (2). Elles montrent que la paralysie amène dans le sang veineux splénique une augmentation de la richesse globulaire et de la capacité respiratoire, tandis que, pendant l'excitation, on n'observe rien de semblable.

Ces deux points une fois établis, nous avons été en mesure de comparer le sang artériel et le sang veineux splénique, celui-ci étant pris : 1° pendant l'excitation des nerfs ; 2° pendant leur paralysie ; 3° indépendamment de toute action provoquée sur les nerfs.

Nos expériences concernant l'excitation et la paralysie ont également été communiquées à la Société de Biologie (3) ; en voici les résultats :

Pendant l'excitation, il n'existe qu'une très-légère différence entre le sang artériel et le sang veineux ; la constance des résultats doit cependant faire admettre qu'il y a réellement une légère augmentation dans le sang veineux. Nous n'avons trouvé de diminution que dans les cas où le sang artériel avait été pris en premier lieu, ce qui doit sans doute être attribué à l'hémorrhagie.

Pendant la paralysie, ces faibles différences s'accentuent d'une

---

(1) *Liquides de l'organisme,* t. II, p. 420; 1859.
(2) Novembre 1874.
(3) Décembre 1874.

façon notable. Or, si l'on admet que la paralysie des nerfs produit sur la rate les mêmes effets que sur les autres glandes, à savoir : un état d'activité de la glande, nous sommes conduits à supposer que, lorsque la rate fonctionne, la richesse globulaire du sang veineux splénique et sa capacité respiratoire augmentent.

Cette augmentation est un phénomène qui nous paraît tout spécial à la rate; en effet, dans une série d'expériences analogues que nous avons faites sur le sang veineux de la jugulaire, de la crurale, de la veine de la glande sous-maxillaire, etc., nous avons trouvé que la paralysie des filets sympathiques qui se rendent aux régions d'où proviennent ces veines est suivie d'une diminution dans la richesse globulaire et la capacité respiratoire du sang.

Nous avons cherché à savoir si cette augmentation dans la richesse globulaire et la capacité respiratoire du sang veineux splénique pouvait aller jusqu'à accroître la richesse globulaire et la capacité respiratoire de la masse sanguine totale. Nos premières expériences ne nous ont donné que des résultats incertains ; pensant alors que les phénomènes que nous cherchions pouvaient être plus ou moins modifiées par les pertes de sang répétées et toujours assez considérables que nécessitent les analyses par l'oxygène, nons avons repris ces expériences en nous contentant de la numération seule des globules.

	Artère carotide.		Artère auriculaire.		
	Expér. I.	Expér. II.	Expér. III.	Expér. IV.	Expér. V.
Avant.........	5370 000	6490 000	4590 000	5150 000	»
Après 0h 30m.	»	»	4820 000	5600 000	5710 000
» 0h 45m.	»	6580 000	»	»	»
» 1h......	5460 000	»	»	5320 000	5940 000
» 1h 30m.	»	»	»	»	4800 000
» 2h......	»	»	»	5210 000	4900 000
» 3h 30m.	»	»	»	»	4760 000

On voit par ces analyses que la richesse globulaire va croissant d'abord, atteint son maximum après une demi-heure à 1 heure environ et décroît ensuite. Toutefois, nous devons noter que les temps sont comptés à partir de la fin des opérations. Or les opérations ayant duré des temps très-variables et les phénomènes paralytiques ayant débuté par l'opération, début que nous n'avons pas précisé, les chiffres que nous donnons ne peuvent représenter que très-approximativement la courbe des phénomènes. Nous devons ajouter que, très-probablement, les phénomènes réels sont plus ou moins modifiés, sinon dans leur sens, du moins dans leur intensité et leur durée, par suite des troubles qu'entraîne fatalement l'opération (1).

Dans une communication antérieure (2), l'un de nous a indiqué qu'il existait normalement dans la rate une quantité de fer très-supérieure à celle contenue dans un même volume de sang. Or si, dans les expériences où la rate a été paralysée, on vient à rechercher la proportion de fer contenue à divers moments après le début de la paralysie, on voit que cette proportion diminue, et l'on peut la trouver très-analogue à celle contenue dans le sang normal.

Ainsi, au lieu de 0gr,24 de fer pour 100 centimètres cubes de rate, chiffre normal, on n'a trouvé que 0gr,15, 0gr,098, 0gr,053.

Dans ce dernier cas (0gr,053), la rate présentait un aspect extérieur tout à fait caractérisque : elle était revenue sur elle-même, flasque, et le tissu, qui était au début de la paralysie brun violacé, était au moment où l'on fit l'analyse seulement rosé.

(1) Cette augmentation dans la richesse globulaire générale peut expliquer pourquoi, dans nos comparaisons entre le sang artériel et le sang veineux splénique de la paralysie, lorsque ces deux sangs étaient recueillis simultanément, nous n'avons pas trouvé de différences plus considérables entre eux ; en effet, le sang artériel étant pris dans ces expériences un certain temps après le début de la paralysie, il avait très-probablement déjà subi une augmentation dans sa richesse globulaire, par suite même de cette paralysie. Inversement, dans les expériences où le sang artériel était pris un certain temps avant celui de la veine, l'influence de cette première prise de sang a dû atténuer quelque peu l'augmentation de la richesse globulaire du sang veineux splénique.

(2) P. Picard, *Comptes rendus*, séance du 30 novembre 1874.

Les expériences suivantes ont été faites en comparant le sang artériel au sang veineux splénique, en dehors de toute action nerveuse provoquée expérimentalement, c'est-à-dire dans les conditions physiologiques :

		Richesse globulaire.	Capacité respiratoire.
Exp. nº VI :	Sang artériel carotidien...	5,200000	17,7
	» veineux splénique...	5,520000	19,7
Exp. nº VII :	Sang artériel carotidien...	4,170000	»
	» veineux splénique...	4,340000	»
Exp. nº VIII :	Sang artériel carotidien...	5,540000	19,1
	» veineux splénique...	5,940000	2[illegible].3
Exp. nº IX :	Sang artériel carotidien...	»	25,7
	» veineux splénique...	»	26,5
Exp. nº X :	Sang artériel carotidien...	»	25,9
	» veineux splénique...	»	26,1
Exp. nº XI :	Sang artériel carotidien..	5,460000	23,9
	» veineux splénique...	5,600000	25,5
Exp. nº XII :	Sang artériel carotidien...	»	17,5
	» veineux splénique...	»	18.7

Ces analyses montrent que dans l'état physiologique le sang qui revient de la rate possède une proportion de globules et une capacité respiratoire supérieures à celles du sang afférent. L'augmentation a été constante, mais elle est succeptible de varier dans des limites très-étendues : nous aurons à préciser ultérieurement les causes de ces variations, qui concordent avec des changements d'aspect et de fonctions de l'organe.

Ce travail a été fait aux laboratoires de Médecine et d'Histologie du Collége de France, dirigés par M. Cl. Bernard.

Sur les fonctions de la rate

Notes publiées par Malassez et Picard

(C. R. Ac. des sciences)

Depuis nos précédentes recherches « sur les modifications qu'éprouve le sang dans son passage à travers la rate, au double point de vue de sa richesse en globules rouges et de sa capacité respiratoire (1) », nous avons modifié notre procédé opératoire, vérifié nos précédentes expériences, et institué de nouvelles recherches.

I. Dans nos anciennes expériences, nous commencions par recueillir un premier échantillon de sang; puis nous coupions *tous* les nerfs se rendant à la rate, et, après un temps variable, nous prenions notre second échantillon. Il s'écoulait donc, entre ces deux prises de sang, un certain laps de temps, pendant lequel la constitution générale du sang pouvait se modifier, et les phénomènes que nous attribuions à la paralysie pouvaient avoir été plus ou moins influencés par ces changements dans la constitution du sang.

Dans nos nouvelles expériences, nous avons mis à profit cette sorte d'indépendance organique qui paraît exister entre les différents départements de la rate, et nous n'avons coupé que les nerfs se rendant à une des moitiés de cet organe. Nous avons eu, par

---

(1) *Comptes rendus,* 21 décembre 1874, et *Société de Biologie,* 7 novembre et 5 décembre 1874.

Nous avons désigné sous le nom de *richesse globulaire* le nombre de globules par millimètre cube de sang, et sous celui de *capacité respiratoire* la quantité d'oxygène que dégagent dans le vide 100 centimètres cubes de sang sursaturé de ce gaz.

ce procédé, une glande dont une des moitiés était à peu près normale et au repos, tandis que l'autre moitié, privée de ses nerfs, présentait tous les caractères de l'activité fonctionnelle. Dès lors, nous pouvions recueillir au même moment, dans des conditions aussi semblables que possible, d'une part, le sang veineux provenant de la moitié non énervée, d'autre part le sang veineux provenant de l'autre moitié paralysée (1).

Or, en employant ce procédé opératoire mieux réglé et plus sûr, nous sommes arrivés à constater des différences beaucoup plus tranchées que celles que nous avions obtenues dans nos premières expériences (2).

II. Nos premières recherches étant vérifiées, nous nous sommes occupés, non plus du sang venant de la rate, mais du sang contenu dans le tissu splénique lui-même. Dans une première série d'expériences, nous nous sommes contentés d'analyser le sang obtenu par simple blessure de la rate.

En opérant ainsi, nous avons toujours constaté une plus grande proportion de globules dans le sang provenant du côté paralysé que dans celui provenant du côté énervé (3).

III. Nous avons ensuite déterminé le nombre de globules compris dans des poids égaux de tissu splénique, paralysé ou non paralysé, en appliquant (4) à la rate le procédé que l'un de nous a proposé pour calculer la masse totale du sang chez les animaux (5).

---

(1) D'autres détails d'expériences ont également été perfectionnés; on en trouvera l'exposé dans les *Bulletins de la Société de Biologie*, 6 mars 1875.

(2) *Société de Biologie*, 6 mars 1875.

(3) *Société de Biologie*, 13 mars 1875.

(4) *Société de Biologie*, 19 mars 1875.

(5) L. Malassez, *Nouveaux procédés pour apprécier la masse totale du sang* (*Archives de Physiologie*, 1874, p. 797), *et Recherches sur quelques variations que présente la masse totale du sang*, (*Archives de Physiologie*, 1875, p. 262.)

Nous avons trouvé que le nombre de globules compris dans 1 gramme de tissu (ce que nous appelons la *capacité globulaire*) est plus considérable du côté paralysé que du côté non énervé.

IV. En modifiant notre procédé opératoire (1) nous avons obtenu, non plus la capacité globulaire du tissu splénique, mais bien celle de tout le sang contenu dans ce tissu.

Nous avons constaté alors que le sang contenu dans le tissu splénique avait, toutes choses étant égales d'ailleurs, plus de globules dans le côté paralysé que dans le côté non énervé.

V. Restait à savoir si cette augmentation de richesse globulaire était bien un phénomène d'activité fonctionnelle, de néoformation globulaire, ou si elle n'était pas le résultat d'une simple concentration du sang par transsudation exagérée des parties liquides du sang. Dans deux expériences nouvelles nous avons lié le hile de la rate, en ne laissant hors de notre ligature que les nerfs se rendant à une des moitiés de l'organe ; la circulation sanguine et la circulation lymphatique se trouvaient alors interrompues partout à la fois, tandis que les nerfs n'étaient paralysés que dans une des moitiés seulement. Nous sommes encore arrivés à des résultats (2) analogues à ceux de nos expériences précédentes. L'augmentation du nombre des globules ne peut donc être attribuée à une concentration du sang, puisque dans ces expériences. la concentration de sang n'a pu se produire.

VI. Nous avons enfin repris nos analyses des quantités de fer contenues dans le tissu splénique, avant et après la paralysie de l'organe. Les rates des chiens que nous pouvons nous procurer sont parfois assez pauvres en fer ; on pouvait donc nous objecter que nos rates paralysées étaient justement des rates primitivement appauvries. Dans nos nouvelles expériences, nous avons opéré sur une même rate, dont une des moitiés avait été paralysée, l'autre respectée, comme il a été dit plus haut.

---

(1) *Société de Biologie,* 19 mars 1875.
(2) *Société de Biologie,* 19 mars 1875.

Dans ces conditions, nous avons toujours trouvé une quantité de fer très-inférieure dans le côté paralysé [la moitié moins environ après deux ou trois heures de paralysie] (1).

Ainsi donc, tandis que, sous l'influence de la paralysie, le nombre des globules augmente dans le sang du tissu et des veines spléniques, la quantité de fer contenue dans la rate (2) diminue tout au contraire (3). Cette opposition remarquable nous prouve d'une façon irréfutable que l'augmentation de richesse globulaire dans lequel le sang du tissu splénique n'est pas due à une concentration du sang ; car s'il y avait eu concentration, nous aurions trouvé une augmentation dans la quantité de fer. Elle nous force donc à admettre une néoformation globulaire. Elle nous montre enfin que, dans cette néoformation, le fer, qui était accumulé dans la rate et qui en disparaît, est sans doute employé à la fabrication des globules, dont le nombre augmente.

Ces recherches ont été faites aux laboratoires de Médecine et d'Histologie du Collége de France.

(22 novembre 1875.)

J'ajouterai pour terminer l'indication de ce que nous avons publié en commun, M. Malassez et moi, que dans une note du 10 avril 1876, nous avons fait connaître une expérience analogne à celle par laquelle M. Kuhne a démontré l'existence de l'hémoglobine dans la constitution du muscle, et de laquelle il paraît résulter que cette substance existe également fixée au tissu de la rate. Je

---

(1) *Société de Biologie,* 20 novembre 1875.

(2) La rate contient une quantité de fer très-supérieure à celle qu'on trouve en général dans les autres parties de l'organisme. P. Picard, *Du fer dans l'organisme (Comptes rendus,* 30 novembre 1874).

(3) Ces deux phénomènes cessent au bout d'un certain temps, comme cessent les fonctions qui s'épuisent, tandis que la congestion persiste longtemps encore. Nous reviendrons plus tard sur ces faits, et sur les autres conditions qui font varier les quantités de fer de la rate.

renvoie le lecteur aux comptes rendus. Je ne publie pas cela ici parce qu'il me paraît manifestement que cette expérience ne peut être considérée que comme un premier pas fait vers la solution d'un problème important et qu'il y aura plus d'avantage à la reproduire dans cette étude.

Je dois encore dire que dans une note insérée dans la *Gazette Médicale* nous avons fait connaître les résultats bruts de quelques extirpations de rate pratiquées chez des chiens d'âge différents.

Nous avons conservé des animaux, ce qui n'a rien de remarquable puisque des milliers d'expérimentateurs ont fait bien longtemps avant nous cette opération avec le même succès.

Mais ce qui a un intérêt manifeste et ce qui se relie à une question de physiologie générale, c'est que nous n'avons jamais pu conserver les vieux chiens auxquels nous avons fait subir cette opération. — Nous les avons toujours vus succomber au bout de 24 où 36 heures au plus. — Nous avons également signalé ce point nouveau, à savoir : que les chiens jeunes guérissent parfaitement de l'énervement de la rate, tandis que les vieux chiens ont toujours succombé à cette opération.

Je crois devoir rappeler en terminant que tous les observateurs qui ont pratiqué sérieusement des extirpations de la rate ont eu trois sortes de résultats différents : où bien les animaux guérissaient sans aucune lésion, où bien ils guérissaient et montraient une hypertrophie ganglionnaire : où bien ils succomhaient (toujours à une péritonite, disait-on), c'est en cet état qu'était la question quand nous l'avons abordée.

Et je ne vois pas en quoi, ceux qui viennent répéter que les animaux peuvent résister à cette opération font avancer la science, ni ce qu'ils apprennent de nouveau.

Sur les matières albuminoïdes des organes et de la rate en particulier (extrait)

P. Picard

(C. R. de l'Académie des sciences, 1878)

Les travaux de M. Hoppe Scyler ont singulièrement éclairci et précisé l'analyse quantitative et qualitative des matières albuminoïdes.

L'expérience que je vais décrire montre qu'il est possible, malgré la présence du sang, de se faire une idée relative à l'existence, dans un organe, de telle substance protéique spéciale.

On prend la rate d'un chien en état de contraction, on l'a broie finement et on la met dans un flacon contenant 300 à 400cc d'eau distillée. On laisse digérer une heure où deux, puis on filtre une portion du liquide faiblement coloré en rouge par de l'hémoglobine, reconnaissable au spectroscope et à ses caractères chimiques. A côté de ce corps, le liquide contient plusieurs matières albuminoïdes dont il est facile de montrer la présence de la façon suivante. Le liquide est traité par un courant d'acide carbonique jusqu'à ce qu'il soit saturé de ce gaz. Cette simple opération détermine l'apparition d'un précipité floconneux abondant, qu'on laisse rassembler au fond du vase.

On décante alors le liquide, on jette le précipité sur un filtre et on le lave avec de l'eau saturée d'acide carbonique.

Traité alors par de l'eau aérée ce précipité se redissout aisément en donnant une liqueur incolore.

Si on fait agir sur ce liquide les réactifs généraux des matières albuminoïdes, on constate aisément qu'on est en présence d'un liquide contenant un corps de cette classe ; il précipite par la chaleur, par les acides énergiques, par les solutions concentrées des sels alcalins et l'acide acétique, etc.

La substance se caractérise, facilement comme une matière albuminoïde, mais il est facile de reconnaître aussi qu'elle appartient à une des espèces déterminées de ces substances. Elle précipite, en effet par l'acide carbonique et aussi par le chlorure de sodium en poudre : ce sont là les caractères spéciaux des globulines.

En examinant le liquide primitif du sein duquel on a précipité cette globuline, on y reconnaît aisément encore la présence d'une matière albuminoïde qui était restée dissoute. Comme elle se coagule par la chaleur vers 75° on est porté à la considérer comme de la serine.

Ainsi le liquide où une rate é maceré contient nettement deux matières albuminoïdes distinctes, à côté de l'hémoglobine qui le colore. De ces deux substances, celle qui offre le plus d'intérêt, est assurément la globuline ; c'est donc à elle que nous allons nous attacher et nous allons montrer que cette substance existe bien dans la rate, indépendamment du liquide sanguin qui, dans notre expérience s'est mêlé à l'eau sur laquelle nous avons opéré.

On pèse d'une part 10 gr. de sang, et de l'autre 10 gr. de la rate du même chien.

On met les 10 gr. de rate en digestion avec 500c cubes d'eau distillée et on ajoute le même volume liquide aux 10c cube de sang. On agite vivement les deux masses et on traite de suite la solution de sang par un courant d'acide carbonique, tandis qu'on laisse digérer deux heures environ les 10 grammes de rate en agitant de temps en temps, avant de laisser déposer, de décanter soigneusement les trois quarts environ du liquide et d'y faire passer un courant d'acide carbonique.

De ces deux parts, on obtient un précipité qu'on recueille sur un filtre taré, qu'on lave avec de l'eau chargée d'acide carbonique, jusqu'à ce que le liquide passe incolore et ne soit plus précipitable à chaud, après addition de quelques gouttes d'acide nitrique.

On place alors les deux filtres dans une étuve et on les sèche, et on les pèse lorsque leur poids est devenu fixe.

Voici un exemple des résultats auxquels on arrive :

Poids du filtre contenant la ou les globulines de la rate. . . 1,360
Poids du filtre. 0,974
Poids du filtre contenant la ou les globulines du sang . . 1,042
Poids du filtre. 0,773
les differences nous donnent 0,386 de globulines pour la rate et 0,269 seulement pour le sang.

Donc, même dans le cas où l'on précipite toute la substance des 10 gr. de sang, et seulement une portion de celle des 10 gr. de rate, on trouve un excès pour le tissu de cet organe. On doit en conclure que la globuline y existe, indépendamment de la présence du sang.

Ce résultat est autrement net, si on compare en même temps les quantités d'hémoglobine des deux liquides ; car on voit alors qu'il y a beaucoup moins d'hémoglobine dans le liquide de la rate que dans le liquide sanguin, c'est-à-dire que le poids de globuline attribuable au sang des vaisseaux spléniques est très-inférieur à la différence résultant de la soustraction des deux chiffres cidessus.

Outre la conclusion immédiate qui ressort de cette note, je dirai qu'il en est encore une autre sur laquelle je ne veux pas aujourd'hui éveiller l'attention, car elle nécessite de nouvelles recherches qui m'amèneront probablement à modifier l'interprétation donnée à une ancienne expérience.

Sans entrer dans aucun détail, je dirai que je puis également affirmer l'existence d'une globuline dans le tissu du foie qui fournit des résultats analytiques aussi nets et faciles à obtenir que ceux contenus dans cette note et visant la rate.

Les essais que j'ai faits avec les muscles ne me permettent aucune affirmation, la quantité de globulines, y étant beaucoup plus faible, je dois faire des analyses dans des conditions plus grandes de précision pour me fixer sur le point de savoir si cette substance n'était pas due à la présence du sang dans les muscles que j'ai examinés.

Sur l'action des sels de morphine et sur le moteur oculaire commun.

(C. R. de l'Ac. des sciences; 1878 et Gaz. des Hôpitaux)

La morphine où ses sels déterminent chez le chien des phénomènes bien connus, et d'autres encore qui ont passé à peu près inaperçus.

C'est sur ces derniers que je veux appeler l'attention, comme aussi chercher une interprétation possible de tout l'ensemble symptomatique.

Le premier fait que je signale est la dilatation vasculaire qui suit les injections de chlorhydrate de Morphine, faites à la dose de 0 gr. 05, 0 gr. 06, 0 gr. 07, etc., soit dans le tissus cellulaire, soit dans les veines. Ces deux modes d'introduction de la substance dans le milieu intérieur donnent lieu à des effets identiques, vu la lenteur de l'élimination.

Cette dilatation vasculaire se constate facilement par l'examen direct des organes qui sont congestionnés pendant l'empoisonnement ; elle s'observe plus surement encore chez la grenouille en observant avec un oculaire micrométrique une même artériolle, avant, puis pendant le sommeil narcotique.

On peut la voir encore chez le chien par des moyens indirects ; si l'on observe la veine jugulaire d'un chien vigoureux, on y pourra observer, après l'injection, des battements isochrones aux systoles cardiaques.

Si on a mis les deux extrémités d'un manomètre différentiel de Cl. Bernard en rapport avec les deux bouts de l'artère carotide, par exemple, on voit la différence entre les deux pressions centrales et périphériqnes diminuer notablement pendant le sommeil morphinique. Dans un manomètre simple, en rapport avec le bout périphérique de la même artère, on voit dans le même état de l'animal, les systoles du cœur se marquer très-nettement.

Tous ces faits ont évidemment la même signification : ils expriment la dilation des petits vaisseaux et la diminution des résistances au cours du sang qui en est la conséquence.

Le second fait dont je veux m'occuper est la contraction de la pupille, qui est constante après les injections des sels de morphine chez le chien.

Ce phénomène est connu depuis longtemps, et, cependant, on n'a pas cherché à l'expliquer. Il m'a semblé qu'il pouvait être lié à la même cause immédiate qui détermine la dilatation vasculaire, plus haut indiquée, et j'ai institué des expériences pour arriver à la connaissance de cette cause.

La constriction de la pupille, dans le cas étudié, peut être produite de plusieurs façons : ou elle résulte d'une paralysie sympathique, ou d'une excitation du nerf antagoniste (moteur oculaire commun)?

Elle pourrait encore être déterminée par une excitation portée sur le nerf optique et produisant l'effet par voie reflexe.

Pour trancher laquelle de ces hypothèses exprime la réalité, j'ai d'abord fait l'expérience suivante :

Chez un chien préalablement empoisonné par la morphine, on enlève la voûte cranienne, on soulève le cerveau et on coupe le nerf optique. Cette opération ne modifie pas l'état de l'œil : la pupille reste contractée. On écarte ainsi la dernière hyppothèse et on reste en présence des deux autres : une paralysie du sympatique, ou une excitation du moteur oculaire commun. Pour déterminer laquelle est la vraie, on poursuit l'expérience de la façon suivante :

On coupe l'hémisphère cérébral de proche en proche, par tranches verticales minces, et d'avant en arrière ; on peut enlever ainsi la presque totalité de l'hémisphère sans modifier l'état apparent des yeux. C'est seulement quand on vient à porter l'instrument tranchant vers la partie antérieure du pédoncule cérébral, près de la ligne médiane, que l'on voit les choses changer brusquement.

La pupille se dilate alors, et on voit par là que le nerf dilatateur n'était pas mort, puisqu'il a manifesté son action dès qu'on a détruit le centre qui commande le mouvement de contraction de la pupille. Cette expérience pourrait encore induire à penser que cet état de la pupille, dans le narcotisme, résulte d'une excitation de ce centre ; elle ne le démontre pas cependant, et les phénomènes observés s'expliqueraient également dans le cas où le système nerveux de contraction serait intact, et le nerf sympatique simplement affaibli et exerçant une trop faible action.

Or cet affaiblissement du système sympathique ne paraît pas douteux quand on considére les nerfs vasculaires, et nous pouvons démontrer que la dilatation des vaisseaux reconnaît réellement pour cause une diminution de l'activité des nerfs vaso-constricteurs.

Sur un chien en bonne santé, on met à nu la glande sous maxillaire et on ouvre la veinule, puis on observe l'écoulement du sang ; on injecte alors dans les veines de l'animal 0 gr. 06 à 0 gr. 08 de chlorhydrate de morphine en solution.

Après quelques minutes, on examine de nouveau l'écoulement du sang par la veine, et on le trouve augmenté. On pratique alors la section de la corde du tympan. Cette opération ne modifie plus la quantité de sang qui s'écoule par la veine, et il faut conclure que l'augmentation, qui s'était produite sous l'influence de la morphine, résultait d'un état demi-paralytique du sympathique de cet organe.

L'excitation de la corde et du sympathique détermine les effets ordinaires à l'intensité près.

On doit conclure de là que la dilatation vasculaire et la contraction de la pupille, dans l'empoisonnement morphinique, résultent d'une parésie du nerf sympathique, car nous ne pouvons distinguer les nerfs vaso-constricteurs des filets nerveux dilatateurs de la pupille.

A la suite de ces premières observations, je dois encore signaler une expérience que j'ai faite et publiée avec M. Rebatel ; elle a pour but de chercher la raison d'être du ralentissement du cœur, coincidant avec l'abaissement considérable de la pression moyenne chez les chiens morphinés. Si l'abaissement de la pression (signalé depuis longtemps par les Allemands) existait seul, l'action sur la circulation périphérique suffirait à l'expliquer ; mais la diminution du nombre des systoles ne peut se comprendre par ce seul effet et prouve qu'il y a encore autre chose.

Cette diminution, dans ces conditions, ne peut en effet se comprendre que par une action directe sur le système nerveux du cœur (je laisse de côté, comme inadmissible, l'action sur la fibre cardiaque). Elle résulte ou d'une excitation du nerf d'arrêt ou d'une parésie du système nerveux moteur.

Où est la vérité entre ces deux causes possibles ? Si on sectionne les deux pneumogastriques chez un chien, et qu'on fasse ensuite l'injection de la solution de morphine, on peut constater que les deux phénomènes continuent à se produire simultanément, et on se trouve amené à penser que le nerf d'arrêt n'est pour rien dans leur production.

Il est donc raisonnable d'admettre que la morphine a paralysé partiellement le système nerveux d'excitation du cœur, en même temps qu'elle mettait le sympathique vasculaire et celui de la pupille dans un état analogues.

Dans une prochaine communication je ferai savoir comment, avec ces préliminaires, on peut expliquer les phénomènes morbides connus de tous, comme suivant l'empoisonnement par les sels de Morphine.

(Gazette des Hôpitaux, août 1878)

Dans la note précédente, on remarquera que j'ai placé un point d'interrogation en parlant du moteur oculaire commun comme nerf antagoniste du sympathique dans les mouvements pupillaires. Les lignes suivantes, que j'ai publiées dans la *Gazette des Hôpitaux*, feront sentir ce que je voulais dire par là.

Les actions nerveuses qui règlent les mouvements de la pupille, sont aujourd'hui connues dans leurs points essentiels, et peuvent se formuler dans les termes suivants :

En premier lieu, un nerf moteur préside aux phénomènes de dilatation et paraît tout-à-fait identifiable aux nerfs vaso-constricteurs, c'est le sympathique (je n'ai jamais dit le sympathique cervical uniquement).

La section du nerf sympathique au cou amène la dilatation des vaisseaux de l'oreille, et son excitation, la contraction de ces mêmes vaisseaux ; les mêmes opérations déterminent : la première, une contraction de la pupille, et la seconde, une dilatation, phénomènes actifs, puisqu'il y a des fibres rayonnées dsns l'Iris dont l'existence n'a jamais été discutée, que je sache.

D'autre part, tous les expérimentateurs, sans exception, reconnaissent que, dans l'état de vie, c'est au moteur oculaire commun qu'il faut attribuer le phénomène de rétrécissement sous l'influence de la lumière par exemple. Ce phénomène résulte d'une action sentitive transmise par le nerf optique et réfléchie par le moteur qui détermine le même effet apparent que la paralysie du sympathique. Il cesse de se produire par l'interruption « en un point quelconque » du circuit que je viens d'indiquer.

En somme, nous avons là encore quelque chose d'absolument identifiable à ce qui est bien connu pour les mouvements de certains vaisseaux ; une action sensitive se réfléchissant par un nerf moteur et produisant, comme résultat, le même effet que la paralysie sympathique,

La question étant ainsi posée, quelles sont les desiderata importants qui restent à satisfaire ?

Un premier point consiste à savoir en quel lieu du système nerveux central se fait le point de jonction des courants centripèdes et centrifuges. La réponse, à cette question, est contenue approximativement dans la note précédente.

Une seconde, inconnue, consiste en ceci : que la lumière n'est pas faite quant aux résultats que fournit l'excitation directe du bout périphérique du M. O. commun.

Tandisque certains auteurs affirment avoir constaté la contraction dans ces conditions; d'autres, et Cl. Bernard lui-même, ont affirmé n'avoir pas obtenu des résultats positifs.

Or c'est là un point très important à préciser, car si le moteur n'était pas excitable directement par un courant électrique, quand à ceux de ses filets qui agissent sur la pupille par voie reflexe, il est clair qu'il ne serait en rien identifiable aux autres nerfs connus.

J'ai, pour ces motifs, porté toute mon attention sur ce point, et j'ai obtenu, dans presque tous les cas, des résultats positifs par l'excitation du moteur dans sa partie libre.

Dans deux ou trois expériences, sur une quinzaine que j'ai faites, j'ai eu pourtant des résultats négatifs, ce qui suffit à expliquer les contradictions des auteurs.

Je ne saurais me prononcer encore d'une façon absolue, quant à la cause des insuccès, et je puis seulement dire que, dans tous les cas, les phénomènes de contraction pupillaire cessent très rapidement de se montrer après la mort, comme aussi ils sont anéantis très facilement par l'action d'un courant trop intense.

Et que peut-être, dans les cas négatifs, j'avais du premier coup tué le nerf d'une façon complète ; ceci d'autant plus que les mouvements du globe de l'oeil, déterminés par l'action du moteur oculaire, étaient également atténués dans ces observations.

Je cherche si je trouverai, par l'examen microscopique, une raison explicative, et ne puis que laisser la question pendante en ce moment. (1)

Je veux encore signaler que certaines actions toxiques qui agissent sur les nerfs paralysants : pneumogastrique, corde du tympan et autres, et tendent à les tuer, amènent une dilatation de la pupille, montrant ainsi une analogie de plus entre ces nerfs et le moteur oculaire commun qu'elles affaiblissent (atropine).

---

(1) Je dois dire que, dès les premiers essais infructueux, j'ai cherché si les filets constricteurs de la pupille ne suivaient pas une autre voie et que je n'ai eu que des résultats négatifs ; ce qui laisse la question pendante encore à ce point de vue.

En terminant, je dois dire qu'il semble impossible d'admettre l'opinion qui veut que les mouvements de la pupille ne soient que le résultat de changements des vaisseaux de l'Iris.

Ces phénomènes se manifestent en effet dans toute leur netteté dans des conditions où la circulation et les mouvements des vaisseaux sont atténués au point d'être à peu près invisibles.

Si je n'ai point donné à ma note, sur le morphinisme, le complément annoncé, c'est qu'il n'y avait plus guère d'intérêt à le faire en France, où cela passerait inaperçu.

Comme Cl. Bernard, mon maître, a fait des expériences sur l'action des sels de morphine, on en a conclu que tout doit lui être attribué, et que ce qu'on peut avoir à dire ne saurait être nouveau, ni instructif.

Dans ces données, à quoi bon continuer ?

Je me permettrai cependant une remarque à propos de ce qui est publié : le fait de l'abaissement de la pression est vulgaire en Allemagne. C'est lui qui a servi de point de départ à mon travail. Si Cl. Bernard le connaissait, comment ne l'a-t-il pas signalé ? quand il est menifeste que c'est à coup sûr l'effet essentiel et le plus important des sels de morphine.

Sur l'Urée.

P. Picard.

(C. R. de l'Ac. des sciences)

Le procédé d'analyse quantitative de l'urée, que je soumets à l'Académie, a été institué en vue d'une étude physiologique de cette substance, et, à ce point de vue, il offre, à mon sens, deux avantages : 1° il n'exige qu'une petite quantité de sang et permet ainsi les recherches comparatives dans de bonnes conditions chez un même animal ; 2° il est d'un emploi rapide sans cependant manquer de précision, comme je m'en suis assuré par des dosages successifs dans des fractions d'un même volume sanguin, l'une étant analysée immédiatement, les autres après addition de quantités connues d'urée. J'ai pu, de la sorte, m'assurer qu'une quantité d'urée ajoutée, répondant à 0gr, 05 de cette substance pour 1000 de sang, était constamment reconnue à une augmentation de la deuxième décimale des chiffres fournis par l'analyse directe, ce qui est plus que suffisant pour l'objet que l'on a eu en vue en commençant ces recherches, et qui sera défini ultérieurement par la publication de leurs résultats.

Méthode de dosage. — Le principe de la méthode ici employée est celui que suit depuis longtemps M. Claude Bernard, mon maître, pour la recherche du glucose dans le sang : dans cette méthode, on dose le glucose directement à l'aide de la liqueur de Fehling, dans la solution incolore obtenue en précipitant à chaud un poids de sang par un poids égal de sulfate de soude. La méthode que je propose consiste à faire le dosage de l'urée directement dans cette même liqueur.

Je ne puis entrer ici dans l'étude des motifs qui m'ont fait adopter un procédé de dosage de cette substance plutôt qu'un autre. et je me borne à la description simple de mon opération.

A un poids de 50 grammes de sang, on ajoute 50 grammes de sulfate de soude, en petis cristaux non effleuris, on porte à ébullition en agitant sans cesse le mélange; cela fait, on rétablit le poids total premier (50 + 50) par une quantité convenable d'eau distillée, et l'on jette le tout sur un filtre (ou mieux on filtre après avoir exprimé à la presse); on pèse une quantité de ce liquide clair et incolore ainsi oblenu, égale à 50 grammes. On peut tout aussi bien opérer sur 40 ou 45 grammes.

Ces 50 grammes de liquide sont introduits par un entonnoir à robinet dans un ballon qui porte en outre un tube à dégagement. On verse également dans le ballon l'eau distillée qui a servi au lavage du vase contenant les 50 grammes soumis à l'analyse ; on ajoute 20 centimètres cubes environ d'acide chlorhydrique pur et l'on porte rapidement à l'ébulition jusqu'à ce qu'on ait chassé les gaz du ballon.

A ce moment, à l'aide d'une disposition spéciale, on fait communiquer le tube à dégagement avec un appareil complexe contenant un volume suffisant d'eau de baryte. Les premières portions absorberont l'acide carbonique provenant de l'urée décomposée; les dernières empêcheront l'entrée du même gaz lors de la rentrée de l'air extérieur dans l'appareil. (Un tube de Liebig intermédiaire doit montrer son contenu transparent pendant toute l'opération).

Tout étant disposé, on introduit par l'entonnoir dans le ballon contenant le liquide à analyser 20 centimètres cubes à peu près d'acide azotique nitreux et l'on reporte rapidement à 100 degrés; on maintient cette température huit on dix minutes, après ces temps, les gaz acide carbonique et azote provenant de la décomposition de l'urée ont été entraînés. Le premier a été fixé par la baryte c'est lui que l'on dose alors en volume en le retirant par le vide après décomposition du carbonate par HCI.

Dans le cas cité on obtient 14^{cc}, 5 CO^2, ce volume, après corrections, se réduit à 13^{cc}, 125.

Or, on sait que chaque centimètre cube dégagé représente 0^{gr}, 002683 d'urée pure décomposée.

En multipliant $0^{gr},002683$ par $13^{cc},125$, nous aurons $0^{gr},0352$ d'urée pure pour la quantité contenue dans les 50 grammes analysés.

Ces 50 grammes contiennent l'urée de 25 grammes de sang, ainsi qu'on le voit en se reportant au traitement préliminaire; en multipliant par 40, on aura le poids d'urée contenue dans un litre.

Sang (1000^{gr}) . . . . , . . . $1^{gr}.41$ urée.

En opérant de la sorte, on trouve toujours de l'urée dans le sang et sa proportion dans le sang artériel paraît osciller dans des limites étroites en dehors de toute condition extérieure modificatrice.

Quelques chiffres obtenus par des analyses pratiquées, douze heures après le repas, chez des chiens en bonne santé le montreront.

Sang artériel des chiens :	Urée. gr
Premier chien 1000 gr.	1,41
Deuxième chien (1000 gr.	1,390
Troisième chien (1000 gr.)	1,496

Au contraire, on peut expérimentalement faire varier rapidement cette proportion que j'appellerai *normale*, soit en plus, soit en moins, comme j'aurai l'honneur de le faire connaître ultérieurement. J'aurai également à exprimer les différences constantes qui existent entre les quantités de cette substance dans les sangs artériels et veineux. (Travail du laboratoire de Physiologie générale, dirigé par Cl. Bernard).

Sur l'Urée des organes.

(C. R. 1878.)

On sacrifie un chien par la section du bulbe; on prend une portion des muscles de la cuisse, le cerveau, le foie et on les hache finement. On pèse dans des capsules de porcelaine un même poids de chacun de ces organes ainsi réduits en pâte fine, 50 gr.

3

par exemple. On additionne de 10 grammes d'eau distillée et de 60 grammes de sulfate de soude en petits cristaux non effleuris; on porte le tout à ébullition, puis on rétablit le poids initial de 120 grammes en ajoutant une quantité suffisante d'eau distillée et on filtre. Sur le liquide ainsi obtenu, on fait agir soit l'hypobromite de soude. soit le réactif de Milon, suivant le procédé indiqué dans la note précédente.

Il se dégage dans ces conditions et pour chacun des organes cités, des volumes gazeux, azote et acide carbonique, qui, à l'aide d'une proportion, permettent d'évaluer les quantités de gaz que fourniraient les totalités des organes employés ou une même unité de poids constante adoptée pour la comparaison des organes.

On peut donc ainsi aisément apprécier les poids d'urée que peuvent contenir 1000 grammes, par exemple de muscles, de cerveau et de foie.

C'est cette méthode qui a été employée dans des études que je poursuis depuis longtemps, en vue de me faire, au milieu des opinions contradictoires, une idée nette sur le lieu ou les lieux de formation de l'urée dans l'organisme. J'ai fait connaître à la Société de Biologie quelques-uns des résultats que j'ai obtenus. Je désire aujourd'hui, en les présentant à l'Académie, les compléter le mieux possible.

En premier lieu, lorsqu'on effectue ces déterminations chez un animal à jeûn, *dont l'estomac est vide*, dix-huit à vingt heures après le repas, on constate que les quantités de gaz dégagés de poids égaux de muscles, de cerveau et de foie décroissent du premier au dernier de ces organes. Si on suppose que ces gaz sont dus à de l'urée décomposée on pourra calculer les quantités de cette substance qui sont contenues dans 1000 et l'on obtiendra des chiffres tels que les suivants :

Pour les muscles	2,47
» le cerveau. , ...	1,1
» le foie	0,48

Toutes les analyses que j'ai faites en grand nombre m'ont donné des réultats de même sens et même les valeurs absolues ont peu différé dans les diverses expériences.

J'ai eu occasion de faire la même étude sur les organes d'un supplicié qui n'avait pris aucun aliment solide depuis un temps indéterminé et dont l'estomac ne contenait qu'un peu de liquide pris quelques instants avant l'exécution, j'ai trouvé des résultats tout à fait analogues à ceux que j'avais obtenus chez le chien :

Pour les muscles.	2gr,5
» le cerveau	1, 05
» le foie. . . . , ...	0, 40

Chez le chien en pleine digestion, on observe comme résultat constant, un accroissement considérable de la quantité d'urée décelable dans le foie, tandis que les proportions en augmentent fort peu dans les muscles et le cerveau ; je crois même que pour ces derniers l'accroissement n'est qu'apparent (et résulte de la présence d'un sang beaucoup plus riche).

Les chiffres suivants, donnés comme exemple, expriment les résultats d'analyses pratiquées dans cet état bien défini de la digestion :

	Muscles.	Cerveau.	Foie.
1er chien	2,7	1,5	1,2
2me chien	2,55	1,3	1,36

Pour comprendre la significaction que j'ai donnée à ces faits, il faut se reporter aux chiffres que j'ai communiqués à la Société de Biologie et qui expriment les poids d'urée contenus dans 1000 grammes de sang de la digestion et du jeûne, les proportions sont beaucoup moindres dans le second de ces états, comme le montrent les chiffres suivants :

	Pour 1000	
	Sang de la digestion.	Sang du jeûne
Premier chien.	1,18	0,3
Deuxième chien.	1,0	0,45

De cet ensemble de faits, je crois pouvoir conclure que pendant la digestion l'urée se forme dans les muscles, le cerveau et le foie, ces organes contiennent tous une plus grande quantité de cette substance qu'un poids égal de sang. Pendant le jeûne, l'urée semble se former uniquement dans le cerveau et les muscles. Ces conclusions ont été tirées en partant de cette hypothèse, que les gaz dégagés résulteraient uniquement d'urée décomposée; mais, dans le cas où cette hypothèse serait erronée, la signification physiologique de mes recherches ne serait pas amoindie.

Les oscillations dans la composition du sang du foie, etc., n'en resteraient pas moins des faits acquis, et il ne resterait qu'à reporter mes conclusions à d'autres substances. J'ajouterai, du reste, qu'à l'aide d'une méthode complexe j'ai obtenu avec les muscles et très-aisément, un liquide qui donne des précipités cristallins par l'acide nitrique et l'acide oxalique. Recueilli, ce précipité se dissout dans le carbonate de potasse en solution ; le dernier liquide fournissant les réactions de l'urée, je crois être en droit d'admettre l'existence de l'urée dans les muscles du chien comme certaine.

Cette méthode consiste à faire une décoction avec une grande quantité de muscles, porter à ébullition, décanter et concentrer rapidement le liquide, achever la précipitation des matières albuminoïdes par l'ébullition après addition de poids égal de sulfate de soude, filtrer et évaporer jusqu'à ce que la précipitation du sulfate de soude commence au sein du liquide chaud, laisser refroidir et quand presque toute la masse est solidifiée verser le tout dans de l'acool, filtrer; après évaporation de l'alcool à chaud, on place dans le vide en présence d'acide sulfurique jusqu'à ce que la masse soit devenue un sirop.

En ajoutant à ce sirop, *maintenu à basse température*, de l'acide nitrique exempt de vapeurs nitreuses, il se forme un précipité cristallin qu'il est aisé de séparer.

Tous les chiffres donnés comme exprimant les résultats analytiques de cette note sont parfaitement comparatifs entre eux, ils ont été obtenus par la même méthode, j'inssite sur ce point que ceux de la première devraient subir une légère correction pour leur être rapproché. Il n'y a pas d'intérêt à le faire en ce moment, car j'aurai à revenir longuement sur l'urée du sang et donnerai alors les chiffres absolus, réels, qui sont du reste suffisamment connus par les chiffre que je donne à propos de l'urée des organes.

ADDITION.

L'Urée des Reins.

L'urée contenue dans les reins varie selon que l'on analyse l'organe enlevé pendant une sécrétion active ou non ; elle est très élevée dans le premier cas et diminue dans le second.

Elle atteint un minimum quand l'on dose l'urée d'un rein après une ou deux heures de suppression absolue de la sécrétion.

Les deux chiffres suivants suffiront à préciser les idées.

	1000	
1er chien	3,3 . . .	Sécrétion active.
2me chien	1,5 . . .	Pas une goute d'urine n'est sécrétée pendant les 2 heures qu'on observe l'animal.

La signification de ces faits est claire, et il est évident que les chiffres élevés sont dus à la présence de l'urine dans les canalicules urinifères.

En quelques mots, au moment ou j'ai commencé mes recherches, on savait :

1° Que l'urée de l'urine ne se forme pas dans les reins, comme le glucose se forme dans le foie. (Zaleski, Grehant) ;

2° On connaissait l'existence de l'urée dans le sang, on n'avait jamais indiqué ses variations ;

3° On connaissait l'urée dans le foie, sans avoir fait la distinction que mes expériences établissent;

4° On savait que la quantité totale d'urée éliminée par les reins varie sous l'influence de l'alimentation (Lehmann);

5° C'était un fait classique que l'existence de l'urée dans la lymphe (Wurtz);

6° Je ne sache pas qu'on ait jamais opposé les résultats fournis par l'action des réactifs de l'urée sur les divers organes.

Sur l'Urée du Sang.

Mes études sur les variations, dans la proportion d'urée que le sang contient, datent de 1877, et ont été publiées à cette date dans les comptes rendus de la Société de Biologie. Il n'est pas difficile de venir une année après parler de changements dans les quantités d'urée du sang coincidant avec ceux de la proportion éliminée en 24 heures par les urines. Mon travail avait précisément formulé ce fait que la diminution ou l'augmentation d'urée des urines concordent avec une diminution ou une augmentation de la quantité contenues dans 1000 gr. de sang. Le jeune comparé à la digestion donnant cet effet à son maximum, c'est sur les analyses pratiquées dans ces deux conditions que j'ai appuyé l'opinion que j'émettais (*Gaz. médicale*, 24 novembre 1877).

Je tiens à ce que ma propriété soit absolument établie, et saurai la défendre, s'il le faut.

Je dois ajouter encore que, en agissant comme je le fais maintenant, dans des conditions de précision parfaite pour recueillir et mesurer les gaz dégagés par l'hypobromite de soude, en opérant sur 50 grammes de sang artériel et de sang veineux des membres postérieurs, pris rapidement et chez de grands chiens. J'ai pu constater, et je puis affirmer avec toute certitude qu'il y a habituellement une proportion un peu plus forte d'urée dans le sang veineux, différence qui m'avait échappé dans mes premières recherches.

Cette différence existe, que l'on ait à faire à un sang riche par le fait de l'alimentation, ou que l'on agisse au contraire sur un sang pauvre.

Ex. : chien en digestion :

Sang artér. 1000 = 1,07,
Sang veineux 1000 = 1,13 ;

2° Chien à jeûn ayant deux plaies de la veille :

Sang artér. 1000 = 0,26,
Sang veineux 1000 = 0,38.

Effets déterminés par les injections d'air dans le bout central de la veine rectale.

(Société de Biologie)

Les phénomènes qui suivent les injections d'air dans le système veineux général, sont connus depuis longtemps de tous les expérimentateurs, je ne donne ici que les expériences que j'ai pratiquées le premier sur le système veineux porte, et qui sont d'accord dans l'effet premier avec ce que l'on sait, d'autre part.

Les résultats secondaires sont au contraire tout spéciaux et ne sont pas dépourvus d'intérêt, c'est pour ce motif uniquement que je les fais connaître ici. — On injecte l'air brusquement et en quantité suffisante, l'injection très-lente donne des effets différents: ils sont négatifs et identiques à ceux qu'on obtient dans les mêmes conditions en agissant sur une veine quelconque.

Après l'injection d'air dans les rameaux d'origine de la veine porte convenablement faite, les animaux succombent en deux, trois, quatre heures; l'opération a amené le développement immédiat d'un état anatomique spécial. et il en est résulté de suite un ensemble morbide particulier, distinct et impossible à confondre avec aucun autre. Je ne décrirai pas la totalité des phénomènes qui constituent cet ensemble. Je me bornerai aux traits essentiels et fondamentaux, à ceux qui le caractérisent comme espèce morbide, distincte. (Je ferai ailleurs et en autre temps la description complète de la maladie et l'anatomie pathologique). On peut le constater de visu. immédiatement après l'opération, le sang s'est arrêté au niveau des capillaires du foie ; il s'est accumulé en arrière et a distendu les vaisseaux mésentériques de divers ordres et a produit une congestion extrême des divers organes qui sont en rapport avec eux. Ce sang, ainsi immobilisé dans le système porte, est en dehors de la circulation générale, il est dans ce système comme s'il était hors des vaisseaux et le système circulatoire général, qui nourrit l'organisme, se trouve par cette soustraction dans les conditions où l'aurait placé une hémorrhagie abondante.

La plupart des phénomènes morbides résultent de ces deux conditions corrélatives, immobilisation d'une masse de sang dans la veine-porte et ses affluents et vacuité du système circulatoire général.

C'est là un fait qui est connu pour avoir été signalé comme suivant la ligature simple de la veine-porte et j'ai eu souvent occasion de le constater à la suite de cette opération.

Je n'insisterai que peu sur cette partie des phénomènes, attendu, je le répète qu'ils sont identiques à ceux qui suivent la ligature simple, ce que les personnes qui ont l'habitude de cette opération constateront facilement.

Le point que je me propose, en rédigeant cette note, n'est pas de revenir sur ces faits bien établis ; mais d'insister sur des phénomènes, qui à la suite de l'injection d'air, me semblent procéder d'une cause autre que celle que j'ai signalée, vacuité du système sanguin général, et me semblent être dus à la suppression du passage, à travers le foie de cette petite quantité de sang qui est demeurée dans le système vasculaire général et entretient les propriétés vitales jusqu'à la mort. De ces phénomènes, il en est un auquel on ne peut refuser de reconnaître cette cause et d'autres auxquels je pense pouvoir l'attribuer sur les analogies et en réservant la démonstration.

Ceci étant dit, et le problème ainsi posé, j'entre dans mon sujet :

Exemple : Chez un chien jeune, vigoureux, à jeûn de 18 heures, on introduit dans le bout central de la veine rectale une canule prolongée par un tube de caoutchouc inextensible. On place un tube semblable dans le bout central de l'artère crurale gauche. On injecte alors avec une seringue 40 centimètres cubes d'air dans la veine rectale et huit minutes après l'opération, on mesure les pressions dans l'artère :

la pression artérielle est égale à 7 centimètres
la pression dans la veine — 6 —
avec de faibles oscillations au-dessus et au-dessous.

Cette mesure de la pression montre que l'opération a été faite convenablement, qu'il y a accumulation de sang dans le système porte et vacuité du système général.

Ultérieurement, on observe un abaissement lent des deux pressions, la pression artérielle finissant par une valeur nulle au moment de l'arrêt du cœur, tandis que la pression dans la veine-porte conserve alors encore une valeur positive. Les battements du cœur ont augmenté de fréquence dès le moment de l'opération et leur force a diminuée peu à peu. La respiration est modifiée de façon variée, le plus souvent ralentie, elle est accélérée par instants, mais comme fait constant elle est ralentie dans les derniers moments de la vie.

La température s'abaisse peu à peu et d'une façon presque uniforme, malgré l'accumulation du sang dans l'intestin, ce qui était à prévoir.

	T. rectale.	T. sous la peau qui recouvre le grand pectoral.
Chien au moment de l'opération. .	38,4	36,5
Demi-heure après.	37,8	35,5
Demi-heure après.	36,5	34,3

Les symptômes signalés jusqu'ici sont analogues à ceux qui suivraient une hémorrhagie grave, mais en faisant les analyses du sang chez les chiens opérés, comme celui indiqué ci-dessus, on peut constater une opposition des plus nettes : On sait que par les hémorrhagies on détermine une suractivité dans la fonction glyco-génique du foie, une augmentation immédiate de la quantité de glucose contenue dans le sang, et en règle générale, l'animal meurt avec une proportion de sucre plus élevée que la normale. Or, après les injections d'air, rien de semblable, au moment de la mort, j'ai analysé le sang et tantôt je n'y ai trouvé que de très faibles quantités de glucose, tantôt je n'en ai pas trouvé trace, et cependant l'analyse du foie a montré qu'il contenait une forte proportion de cette substance et de la matière glycogène qui l'engendre. La disparition du sucre du sang et sa persistance dans le foie, — c'est là un fait qui non-seulement différencie la mort par hémorrhagie de celle par injection d'air, mais encore distingue cette dernière de tous les genres de mort que je connais.

Il est donc évident que le sang de la veine-porte ne traverse plus le foie, on ne peut avoir aucun doute à ce sujet : Par l'injection d'air, on crée un état hémorrhagique dans lequel le sang ne peut plus se surcharger de glucose dans le foie.

Un autre fait dans lequel l'opposition n'est pas moins nette est le suivant :

On sait que par les hémorrhagies on augmente la quantité de fibrine contenue dans le sang, eh bien, après l'injection d'air, on a au contraire une rapide diminution de cette substance

Fibrine pour 1000 de sang.	1re Exp.	2e Exp.
Au début	3,6	3,7
2 heures 1/2 après. . . .	1,8	2,75 1/2 après.

Ce fait montre que la fibrine est susceptible de diminuer rapidement dans le sang, comme le glucose, et on sait qu'elle peut aussi augmenter comme lui, dans les mêmes conditions. On doit se demander, en présence de ce parallélisime dans les faits s'il n'y a pas parallélisme dans la cause, et comme on voit ici que la fibrine diminue comme le glucose, dans un état général qui devrait les augmenter l'un et l'autre, on peut se poser le problème de savoir si ce n'est pas dans le cas de la fibrine, comme dans celui du glucose à la supression du passage du sang à travers le foie qu'il faut en demander la cause.

Si la circulation à travers cet organe n'est pas nécessaire pour l'apparition dans le sang de l'une comme de l'autre substance. A coup sûr, on n'a aucune notion réellement acquise au sujet de la fibrine, de ses lieux de formation et de disparition, et toute indication fournie par l'expérience doit être suivie comme un fil conducteur.

Je joints ici deux tracés montrant les modifications de la pression dans le systèmo-porte, soit sous l'influence des mouvements respiratoires, soit sous l'influence des mouvements de défécation, — ils ont été obtenus en faisant inscrire (à l'aide d'un flotteur), les mouvements de la colonne mercurielle d'un manomètre mis en relation avec le calibre de la veine rectale, chez des chiens auxquels on venait de pratiquer une injection d'air.

Influence des mouvements respiratoires sur la pression dans le système-porte

Influence des mouvements de défécation.

J'évite ici tous développements écrits, et me borne à faire observer, que le manomètre à mercure que j'ai employé était dans le cas préférable à tout autre.

En effet, outre qu'il a ce grand avantage de donner de suite, à l'aide d'une simple mesure, la valeur réelle des variations de la pression, il ne saurait être rendu passible des critiques qu'on lui a adressé quand on l'emploit à l'étude de la circulation artérielle.

Ici les mouvements sont lents, sans brusquerie, d'une faible amplitude, et il ne saurait être question de mouvements propres de mercure, suffisants à modifier d'une façon appréciable les mouvements communiqués réels.

Du reste, j'ai fait également des tracés sphygmoscopiques, et ils ne me paraissent présenter rien de particulier.

Les ascensions de la ligne correspondent à l'inspiration dans le premier tracé ; celles qu'on remarque dans le second, concordent avec l'effort de mouvements de défécation.

Somme toute, la conclusion est que la respiration exerce une influence non négligeable sur la circulation-porte, et par contre sur la circulation générale, ceci par un mécanisme tout particulier.

Tandis qu'elle produit une aspiration dans les veines à l'entrée du thorax, elle comprime au contraire le liquide des veines mésentériques, elle agit donc comme une pompe aspirante pour les premières, et comme une pompe foulante pour les secondes.

Les mouvements de défécation agissent de même que l'inspiration sur la circulation-porte ; mais avec plus d'énergie.

Quelques expériences sur l'action du chloroforme chez le chien.

Les expériences qui démontrent nettement que l'action du cholorôforme et de l'éther ne se localise pas sur l'élément sensitif, comme celle du Curare sur l'élément nerveux moteur, sont peu vulgarisées bien que d'une haute importance.

Pour ce motif, je dois en citer une ici très-propre à montrer le fait, en rappelant qu'elle a été réalisée au muséum, et publiée par Cl. Bernard, dont j'étais alors le préparateur.

Cette expérience se réalise sur des grenouilles que l'on empoisonne par les vapeurs de chloroforme ou d'éther en les plaçant dans une espace clos avec une éponge imbibée de l'une ou l'autre substance.

Toutefois elle réussit plus facilement avec l'éther, car cette substance est manifestement moins toxique, et les phénomènes déterminés se succèdent avec elle beaucoup moins vite que cela n'a lieu quand on emploie le chloroforme.

Ce dernier dans les chaleurs de l'été, tue parfois avec une rapidité extrême, et pour réussir à observer avec lui les faits qu'on va indiquer, il faut éviter de saturer de ses vapeurs l'espace dans lequel l'animal est placé et surveiller la marche des choses avec le plus grand soin

L'animal étant sous une cloche, contenant une éponge imbibée d'éther, on observe d'abord des phénomènes identiques à ceux qui se produisent chez tout autre animal, et on arrive, après un temps court, à un état de résolution dans lequel on constate facilement la suppression des phénomènes reflexes.

On n'obtient aucune réaction en pinçant l'animal, en trempant les pattes dans une solution acide faible, etc.

L'animal est insensible ; ses nerfs sensitifs sont morts ; mais non ses nerfs moteurs, pour le prouver il suffit d'exciter le nerf sciatique, par exemple, pour obtenir des mouvements des muscles animés par lui.

C'est là, l'anesthésie telle qu'elle a été définie plus haut, et l'animal abandonné à l'air reviendrait rapidement à l'état normal; pour poursuivre l'expérience, replaçons le sous la cloche, et ayant soin d'examiner fréquemment l'état du nerf moteur.

Après un temps très-court, nous trouverons que cet élément ne réagit plus, il a été tué à son tour, et à ce moment, les muscles sont encore vivants encore excitables, et le cœur bat encore.

En continuant, nous pourrons ensuite observer la mort du cœur et des muscles, évidemment aussi produite par l'action toxique, car une grenouille tué par un autre procédé (par destruction de la moëlle par exemple) ne montrerait pas une disparition aussi rapide des vies élémentaires.

Je dois ajouter, pour être complet, que le cœur s'arrête par suite d'une action de la substance sur son système nerveux moteur d'excitation ; ceci découle d'une modification de l'expérience que j'ai faite souvent, qui est facile à reproduire et de laquelle il résulte que :

1° Le système d'arrêt au moins extra cardinique n'est pour rien dans le phénomène, car il se produit malgré la section des deux pneumo-gastriques.

2° Que le muscle n'est pas mort non plus, au moment de la cessation des systoles, puisqu'il se contracte encore sous l'influence des excitants portés sur lui.

Comme on le voit, dans son ensemble, ce qui précède est très-démonstratif et pourrait suffire à prouver que l'action du chloroforme et de l'éther se porte sur divers élémens.

Il est beaucoup d'autres observations encore qui fournissent des preuves au même fait, et qui sont plus connues, je ne les cite pas pour ce motif. Elles sont du reste moins instructives et notamment ne donnent pas la notion claire de la susceptilité des divers élémens comme celle que je viens de rapporter.

En parlant de ces notions physiologiques fondamentales et bien acquises, il est possible d'aborder l'étude de quelques phénomènes secondaires observables pendant l'anesthésie et d'indiquer le mécanisme de leur production.

Je parlerai d'abord d'un phénomène que tous les médecins sans exception, ont observé et qui ne paraît pas être bien compris quand à sa signification physiologique.

Je veux parler de ce qu'on appelle la période d'excitation, c'est-à-dire de ces mouvements plus ou moins violents de cette accélération respiratoire et du cœur qui précède la résolution anesthétique.

Aux termes d'une opinion émise par M. Bert, ces mouvements résulteraient purement et simplement de l'action irritante exercée par les vapeurs du chloroforme ou de l'éther sur les terminaisons nerveuses dans les fosses nasales, somme toute ce serait uniquement quelque chose d'analogue aux phénomènes qu'on détermine quand on pince fortement un animal.

Celui-ci crie, s'agite, ses mouvements respiratoires, les contractions de son cœur s'accélèrent ensuite de la douleur perçue.

Pour soutenir cette opinion, M. Bert s'appuie sur le fait suivant: en pratiquant l'anesthésie chez les lapins par la trachée, on n'a plus les phénomènes d'excitation, et on passe à la résolution sans agitation préalable.

Cela est très concluant, on le comprend, et pour le cas particulier, chez cet animal peu sensible, il est certain que l'agitation ne reconnaît pas d'autre cause.

Si nous considérons, au contraire, un animal plus sensible, les choses ne semblent plus se passer avec cette simplicité. Il se joint alors des phénomènes analogues à ceux du délire, et une excitation qui paraît avoir un point de départ différent.

J'ai répété l'expérience ci-dessus qui a également été réalisée en Allemagne, il y a longtemps, avec des résultats identiques à ceux que je vais indiquer.

Je l'ai refaite avec une modification dans le dispositif:

Je prends un flacon à deux tubulures, de 500^{cc} de capacité et j'y verse 30 à 40cc de chloroforme, puis je place un tube de verre, large, dans l'une des tubulures, et l'enfonce jusqu'au voisinage du liquide ; dans la seconde, j'en place un également et arrête son extrémité inférieure à la partie supérieure du flacon, tandis que son extrémité extérieure est mise en rapport avec une canule fixée, au préalable, dans la trachée de l'animal en expérience;

De la sorte, l'air que l'animal respire vient passer près du chloroforme et arrive dans le poumon après s'être chargé d'une certaine proportion de vapeurs.

Dans ces conditions, l'anesthésie est obtenue, en règle générale, dans un temps rapide et qui n'excède guère 30 à 40 secondes.

En examinant la marche les choses avec soin, on constate aisément que les premières inhalations ne déterminent nullement l'agitation du début qu'on observe quand le chloroforme passe par les fosses nasales ; mais on en voit apparaître les phénomènes, au plus nettement, 15" à 20" après la première inspiration et immédiatement avant la résolution.

Ces phénomènes consistent, en règle générale, uniquement en une agitation des membres, d'apparence convulsive, brusque, qui dure quelques secondes seulement, en une accélération de la respiration et de la circulation. De cette expérience, je pense qu'on doit conclureà l'existence, chez les animaux nerveux, à deux excitations distinctes par leur point de départ, le moment de leur production et, par suite, quant à leur cause.

« C'est par ce dernier point que l'opinion que je vais émettre s'écarte de celle adoptée en Allemagne où on considère l'agitation, dans la respiration trachéale du chloroforme, comme résultant d'une impression exercée par les vapeurs de chloroforme sur la terminaison des nerfs centripèdes à la surface des bronches. »

La première qui disparaît, comme l'a indiqué M. Bert, reconnaît évidemment la cause qu'il a signalée, et en effet, elle se produit au moment même de l'arrivée des vapeurs excitantes au contact de la muqueuse nasale, et elle n'existe plus quand on évite ce contact.

La seconde, qui ne débute pas avec l'arrivée de la vapeur au contact de la muqueuse bronchique, qui se produit après un certain temps, c'est-à-dire après la pénétration dans le milieu intérieur est, comme je le pense, d'une toute autre nature et d'un intérêt physiologique bien supérieur.

Elle exprime la première atteinte portée sur tous les nerfs sensitifs qui sont excités avant de mourir.

C'est là, du reste, un fait général facile à observer, et on doit dire que toutes les fois qu'un élément quelconque succombe rapidement sous une influence toxique agissant sur lui *rapidement*, il est ainsi excité au préalable pendant un temps variable.

C'est ce qu'on observe avant la paralysie des nerfs moteurs par le curare ; tout le monde sait qu'il y a alors des phénomènes d'excitation très-nets précédant la paralysie. — C'est ce qu'on observe facilement quand on empoisonne le cœur par le chloroforme. — Cet organe montre une accélération de ses battements précédant le ralentissement et la mort.

De la même nature est l'excitation de l'ivresse commençante ; elle est une excitation sensitive avant l'engourdissement graduel qui aboutit à une anasthésie véritable. De la même nature sont tels phénomènes de l'empoisonnement morphinique, etc., etc.

De la même manière encore se produit l'excitation des nerfs par les solutions acides étendues, tandis que les solutions plus concentrées les tuent.

Si telle est la nature des phénomènes du début de l'action du chloroforme, ils doivent se manifester toujours dans les mêmes conditions, et notamment on doit les observer toutes les fois qu'il y a dans le sang une quantité de chloroforme convenable, insuffisante pour tuer le nerf, mais telle cependant que l'effet chimique commence dans son sein.

On doit l'observer même lorsque la substance arrive directement au contact de l'élément sensitif qu'elle va frapper de mort, lorsqu'elle n'a pas passé par le poumon, mais a été introduite dans le sang par injection intra-veineuse.

Or, ce sont ces prévisions que l'expérience vérifie, comme je m'en suis assuré et comme chacun pourra le vérifier facilement.

On met à nu la veine crurale d'un chien en bonne santé, on place une canule dans son bout central, et on pousse rapidement une solution saturée de chloroforme dans l'eau.

On amène de la sorte facilement l'animal à la période d'insensibilité et de résolution musculaire ; mais on n'obtient jamais ce résultat sans une agitation préalable très-vive. — On peut en outre, si on le désire, maintenir l'animal à la période d'excitation pendant un temps très-long pour ainsi dire à volonté.

Il suffit pour cela (une fois ce premier effet obtenu), de pousser lentement la solution ; on remplace ainsi tout simplement le chloroforme, qui s'élimine constamment ; on maintient seulement la dose, et on a des effets d'excitation de longue durée.

Après les anasthésies pratiquées suivant cette méthode, les animaux reviennent à l'état normal parfaitement en général. — Dans quelques cas pourtant, ils meurent brusquement, par un mécanisme propre à ce mode d'administration de la substance.

Comme je l'ai vu, il peut se former un caillot dans le ventricule gauche et l'aorte. L'arrêt du cœur en est la conséquence immédiate.

Dans ces expériences il n'y a pas eu contact avec la muqueuse respiratoire, du moins contact d'entrée, on ne peut donc invoquer l'impression reçue à ce moment pour expliquer le phénomène ; mais on pourrait soutenir qu'il résulte de l'action des vapeurs sortants constamment par cette même surface et pour s'assurer de ce qu'il pouvait en être de cette hypothèse, pour savoir si je devais en tenir compte, j'ai institué une nouvelle expérience.

On récolte l'air expiré par le chien maintenu en état d'excitation et on absorbe par la potasse à sec l'acide carbonique qu'il contient, puis on fait respirer cet air à un autre chien.

Il ne présente jamais aucun espèce de phénomène, et pourtant son poumon contient, après peu de temps le même air que celui du premier ; plus exactement il a la même quantité de chloroforme. S'il n'a pas les mêmes phénomènes, c'est manifestement que leur cause ne réside nullement dans la proportion qui en est contenue dans cet organe.

Comme fait appuyant l'interprétation ici donnée, il faut encore signaler que l'on peut observer une seconde période d'excitation marquant la disparition de la mort du nerf sensitif, quand on a depuis quelque temps supprimé les inhalations de chloroforme chez un animal impressionné vivement à la période prodromique de l'anesthésie.

Elle exprime le même état symptomatique dans un moment identique de l'état du sang.

Cette période de retour, est moins nette que celle du début, car il y a un état de fatigue nerveuse qui gêne sa manifestation, mais s'observe bien, je le dis encore chez les chiens nerveux qui ont montré, se succédant rapidement d'abord l'agitation, puis l'anesthésie avec résolution franche et complète.

Ceci nous conduit à parler de la manière dont marche les phénomènes d'empoisonnement chez certains chiens qui étant insensibilisés ne présentent cependant pas la résolution musculaire et sont dans un état d'agitation, d'excitation musculaire généralisés qu'on ne parvient pas à calmer ; comment comprendre un semblable état ?

Il me paraît qu'il faut l'attribuer soit à une vulnérabilité plus grande du nerf moteur, soit au contraire à une moindre susceptibilité du nerf sensitif.

Dans les deux hypothèses, la quantité de chloroforme qui dans le sang, détermine l'anesthésie est précisément celle qui commence à atteindre les nerfs moteurs et les tient en état d'excitation.

Comme ces phénomènes s'observent chez les chiens les moins impressionnables, je penche à admettre une résistance plus grande du nerf sensitif.

Effets de l'accumulation de l'urée et de l'urine totale dans le sang.

(Premières observations)

En réfléchissant aux lois qui président aux actions toxiques, on comprend vite pourquoi les observateurs n'ont pas obtenu de phénomènes morbides nets en faisant pénétrer dans l'organisme des animaux l'urine normale, non altérée par la putréfaction.

On se trouve en même temps obligé de reconnaître que les observations faites sont impuissantes à établir une opinion sur la question, soit dans un sens, soit dans l'autre.

Il est évident, en effet, qu'il y a dans l'urine telles substances qui ne sont contenues qu'en mince proportion ; quand on injecte le liquide tel quel, il se trouve qu'on ne met pas dans la masse sanguine la quantité de ces matériaux (proportion pour 100 V. de sang) nécessaire à la production d'un effet toxique (1).

De ce que, ainsi introduites à faibles doses, elles n'ont déterminé aucun phénomène morbide, on ne peut donc conclure à leur innocuité, et pour se prononcer, il est certain qu'il faut faire en sorte de les accumuler d'abord, dans le liquide nutritif, en quantité suffisante.

Pour réaliser cette condition essentielle, il fallait, on le comprend, tout simplement condenser les matériaux solides de l'urine

---

(1) Je tiens à dire que les idées qui sont émises dans cette note, qui est extraite de la *Gazette des Hôpitaux*, étaient exprimées déjà dans quelques lignes envoyées au début de l'année 1878 à la Société de Biologie : Lu en séance, cela a été porté, à cette époque, à la connaissance des membres de cette Société. Je tiens absolument à préciser cette date, et ne suis pas obligé de laisser carrière à certains agissements.

en un faible volume, et les injecter dans le sang à l'état de solution ainsi concentrée.

En agissant d'après ces données, j'ai institué des expériences qui paraissent démontrer que l'urine fraiche est essentiellement toxique, et même j'ai pu apercevoir, dans ce liquide, plusieurs substances physiologiquement distincte par les effets qu'elles produisent.

Ce sont ces expériences dont je commence la publication en indiquant la première qui a servi de point de départ à toutes les autres et qui a été, pour ainsi dire, leur raison d'être.

J'insiste, une fois pour toutes, sur ce point que j'ai toujours employé des urines d'homme, peu de temps après leur émission, et non altérées par la putréfaction.

Ces urines, injectées dans les veines d'un chien, aux doses de 300, 400, 500^{cc} ne donnaient lieu qu'à des phénomènes fugitifs, habituellement de la polyurie et exceptionnellement un ou deux vomissements et un peu de diarrhée.

Si, procédant différemment, on vient alors à introduire la même quantité du même liquide préalablement concentré, les choses se passent tout autrement, et on voit les animaux succomber à une action toxique exercée sur le cœur.

Cet organe suspend ses fonctions et tous les autres meurent en conséquence de ce fait initial (les choses se passent conformément à ce que Cl. Bernard a fait voir comme suite des injections d'un sel de potasse).

Voici comment je fais l'expérience :

Je verse 300 à 350^{cc} d'urine dans un ballon de verre dont le col est mis en rapport avec le tube central d'un refrigérent Liebig. L'autre extrémité du même tube est reliée à l'une des tubulures d'un flacon condensateur, tandis que l'autre est en relation avec l'aspirateur d'une trompe d'Alvergniat.

Les choses étant ainsi disposées, on ouvre le robinet d'arrivée d'eau de la trompe et on laisse s'établir dans tout l'appareil une dépression (73 à 74 centimètres de mercure). On chauffe alors le ballon sur un bain d'eau, et on concentre ainsi le liquide rapidement et à basse température, sans modification des matériaux qu'il tient en solution (la température ne s'élevant pas au dessus de celle à laquelle est tenue l'urine dans la vessie).

Quand le volume du liquide est ainsi réduit à 25 ou 30^{cc} environ, on laisse on instant au repos, puis on filtre pour séparer une portion des sels qui se sont précipités.

C'est avec le liquide jaune brun ainsi obtenu que l'on opère.

Si on l'injecte en une seule fois dans les veines d'un chien, il amène un arrêt du cœur, tandis que la respiration continue à s'effectuer et ne se suspend que consécutivement.

En faisant l'autopsie immédiatement, on démontre que bien réellement les choses se sont ainsi passées; on trouve le cœur immobile et ses cavités gauches contiennent du sang rouge, artérialisé parce qu'il est revenu du poumon alors que la respiration s'effectuait encore.

C'est une observation tout-à-fait confirmative d'un arrêt primitif du cœur.

Quoiqu'il en soit, c'est là nn fait très-concluant : on peut tuer les animaux par arrêt du cœur avec les matériaux de l'urine et si on n'obtenait pas cet effet avec le liquide primitif, c'est qu'il ne contenait pas les mêmes substances à un état de concentration suffisante.

(En effet en étendant ce liquide à 300^{cc}, on n'obtient pas plus d'effet de son injection que de l'urine primitive).

Comme on va le voir, on tue également les grenouilles en injectant ce liquide dans les sacs lymphatiques.

Que l'urine modifiée par la fermentation constitue un liquide susceptible de déterminer chez l'être vivant des phénomènes toxiques, c'est là un point acquis à la science, et indiscutable.

Le travail que j'ai entrepris ne vise nullement ce problème qu'il laisse de côté comme résolu au moins quand à ses termes simples.

Quand j'ai commencé cette étude, je me suis proposé un tout autre but, et j'ai eu pour objectif une question d'un tout autre intérêt physiologique ; j'ai voulu m'assurer si les matériaux de déchet qui sont rejetés par les reins sont réellement innocents, comme l'opinion tend à en prévaloir,

Ceci parce que, s'ils l'étaient réellement, il y aurait là un fait tout spécial en contradiction avec tout ce que l'on sait des actions d'autres produits d'excrétion qui sont eux manifestement délétères. On établirait donc une différence nette entre les significations de fonctions analogues, et on ferait avancer la science, car ce sont précisément des distinctions bien établies ou des identités bien démontrées qui constituent toute science à un moment de son développement, et c'est en cela que réside, si je ne m'abuse le désiratum le plus manifeste de la physiologie actuelle. Outre ce côté physiologique de la question, il y en a un autre encore que je veux signaler.

On comprend du reste aisément ce dont je veux parler, et on sent bien qu'on ne peut isoler le problème physiologique de cet inconnu pathologique : quelle est la cause des accidents urémiques. Je dis plus, quelles sont les causes? car les phénomènes qu'on connaît sous ce nom diffèrent, et on doit par conséquent supposer des influences multiples déterminant leur apparition.

Ces causes, on le sait, ont été cherchées dans la rétention des matériaux de l'urine qui cesseraient d'être éliminés par les reins, et l'on a expliqué, à l'aide de deux hypothèses différentes, la production des accidents à la suite de cette accumulation.

Dans la première, on avait admis que ces substances étaient toxiques par elles-mêmes.

Dans la seconde, au contraire, qui a suivi la première et l'a remplacée, on a supposé qu'une altération préalable précédait dans le sang et causait l'apparition de tout le cortége symptomatique.

Cette seconde manière de voir est soutenue aujourd'hui avec pleine assurance, et considérée comme démontrée.

Elle ne l'est pas cependant, à bien prendre les choses ; je crois même devoir me rallier à l'opinion ancienne, car en accumulant (en quantité suffisante) dans le sang des animaux les matériaux de l'urine humaine, on observe des phénomènes analogues à ceux de l'urémie, et alors pourquoi chercher un intermédiaire inutile dont, d'ailleurs, nulle preuve directe n'a établi l'existence ?

Ceci étant dit, je reviens à la description de mes expériences :

On a vu, dans les pages précédentes, que quelques centimètres cubes de liquide, tenant en solution plus concentrée les matériaux de 300^{cc} urine environ, suffisent à tuer un chien.

Pour faire suite à cette première observation, je vais aujourd'hui étudier l'action des mêmes liquides chez les grenouilles, montrer leur qualité toxique, puis chercher le mécanisme par lequel ils déterminent la mort.

Pour atteindre ce double but, il me suffira de transcrire ici quelques-unes des expériences que j'ai faites, et qu'il est facile de répéter.

Dans une première série, j'ai voulu savoir uniquement si les animaux succombaient, et si cela était en combien de temps et avec quelles quantités approximatives.

Je citerai une seule expérience, car toutes celles que je pourrais publier auraient la même signification.

1re expérience. — 300^{cc} d'urine humaine sont concentrés, comme il a été dit, jusqu'à ce que le volume soit réduit à 30^{cc}. On filtre et on injecte dans le sac lymphatique dorsal d'une grenouille 2^{cc} ; dans celui d'une autre, 1^{cc} ; dans celui d'une troisième, 1/2^{cc}.

Tous ces animaux manifestent un peu de douleur et aboutissent rapidement à un état paralytique, et meurent, la première grenouille après trois quarts d'heure, la seconde après une heure et quart, la troisième après un temps beaucoup plus long (on a pris, pour décider l'heure de la mort, le moment de l'arrêt complet du cœur).

La conclusion de cette expérience se formule aisément ; les grenouilles peuvent être empoisonuées avec de l'urine humaine.

Dans une seconde série de recherches, j'ai étudié les choses de plus près et examiné à de courts intervalles l'état des divers éléments.

Je reproduis ici une des expériences seulement, car toutes sont identiques, à des nuances près.

Expérience. — 320^{cc} urine fraiche étant réduits à 25^{cc}, on pousse 2^{cc} de ce liquide dans le sac lymphatique dorsal d'une grenouille, et 1^{cc} dans celui d'une autre.

Les animaux manifestent de la douleur ; leur peau, qui était verte, brunit rapidement; surtout celle du dos, qui est en contact presque immédiat avec le liquide.

Après quinze minutes, la première reste immobile ; si on la met sur le dos, elle reste dans cette position. Si on la pince fortement, elle fait des efforts pour se replacer sur ses pattes sans y parvenir ; il n'y a plus de mouvements respiratoires ; à la trentième minute, la paralysie a fait des progrès ; une excitation très-énergique des nerfs sensitifs de la patte postérieure est suivie de mouvements à peine visibles dans les pattes antérieures (flexion des doigts) et d'un effort pour retirer la patte postérieure, qui ne se fléchit qu'incomplétement. Somme toute, l'animal sent, mais il ne peut pas effectuer de mouvements pour fuir. Trois quarts d'heure après le début de l'empoisonnement, on ne peut plus provoquer d'actes reflexes ; le cœur, mis à nu, montre ses systoles faibles et rares.

L'excitation des nerfs moteurs sectionnés détermine une contraction impuissante à déterminer l'extension complète du membre postérieur qu'on avait demi fléchi.

Peu de minutes après ce moment, l'excitation des nerfs est sans effet et celle des muscles ne détermine que des contractions incomplètes qui cessent elles-mêmes rapidement de se montrer.

Le cœur s'arrête complétement, à peine une minute après qu'on a eu fait cette dernière observation.

La seconde grenouille montre un ensemble symptomatique identique, mais développé plus lentement. Elle meurt une heure trente seulement après l'injection.

Je dois faire remarquer qu'en employant des liquides plus concentrés (500 réduits à 30^{cc}) ou un volume plus grand de la solution (300^{cc} réduits à 25) on a une marche plus rapide de l'empoisonnement, et on peut trouver les muscles inexcitables avant d'avoir pu constater la mort du nerf moteur qui la précède toujours quand les choses marchent lentement.

On peut aussi, dans ces conditons, observer l'arrêt du cœur avant la disparition des propriétés des nerfs, etc.

Une foule de poisons, empruntés à la chimie, déterminent des effets identiques à ceux-là, quand ils pénètrent lentement dans le sang, et produisent l'arrêt primitif du cœur quand ils sont introduits brusquement.

En résumé, l'urine totale empoisonne chez les grenouilles les nerfs moteurs, les muscles, le cœur.

(Gazette des Hôpitaux.)

Quand on sépare de l'urine les matériaux solubles dans l'alcool, et qu'on étudie leur action sur les chiens et les grenouilles, on constate qu'ils déterminent des effets identiques à ceux qui viennent d'être indiqués.

Je ne veux pas préciser davantage, pour l'instant quand à la substance qui les produit, mais je ne puis cependant ne pas dire que ces phénomènes ne sont pas dus à l'urée, car cette substance, pour déterminer un acte morbide chez l'être vivant, doit être injectée en quantités beaucoup plus considérable que celle existant dans les liquides ci-dessus.

Ce n'est que poussée rapidement dans les veines, en solution saturée et à très forte dose, qu'elle produit des accidents que j'ai indiqués dans une note envoyée au commencement de l'année à la Société de Biologie ; comme elle a été contredite par M. Jolyet et par des professeurs de Nancy, bien qu'elle ne soit pas encore publiée, je tiens à dire ici que je ne doute pas que l'urée ne soit susceptible de déterminer la mort après quelques secousses convulsives.

Que cette substance agisse en tant qu'urée, ou bien qu'elle se transforme en sel d'ammoniaque, au préalable, ce que j'ignore absolument comme ceux qui défendent cette idée.

La question de savoir si l'urée que l'on emploie contient ou non des sels ammoniacaux est d'une difficulté extrême à résoudre, quand ces corps n'existent mélangés qu'en proportion très faible.

On se trouve alors en face d'un problème analogue, dans une certaine mesure, à celui de la recherche de l'ammoniaqne dans l'urine normale.

Je ne pense pas que le réactif de Nessler permette de trancher immédiatement la question ainsi définie, et c'est par une toute autre voie que Neubauer en a recherché la solution. On peut, je pense, suivre sa méthode, pour préparer une urée absolument libre de toute trace d'ammoniaque.

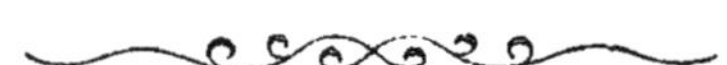

TABLE DES MATIÈRES

Lyon. — Impr. P. Mougin-Rusand, rue Stella, 3.

www.ingramcontent.com/pod-product-compliance
Ingram Content Group UK Ltd.
Pitfield, Milton Keynes, MK11 3LW, UK
UKHW020420230726
13925UKWH00004B/1538

9 782014 063783